看護の現場ですぐに役立つ

心臓カテーテル看護の基本

患者さんへのアセスメント技術が身に付く！

岩崎 純恵 著

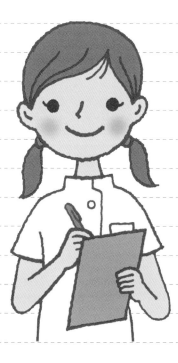

秀和システム

はじめに

　私が新人のときから3年間勤務していた病棟は、急性期内科病棟でした。そこでは、先輩看護師が患者のベットサイドで、いきいきと働いていて、常に患者を第一に考えていました。そんな病棟で働きたいと強く感じ、希望がかない念願の内科病棟で働くこととなりました。

　3年目になり、チームリーダーを任され、自分の実践したい看護ができるようになったころ、SSS（洞不全症候群：Sick Sinus Syndrome）の患者が入院してきました。初めて聞く病名、初めて目にした徐脈、患者に何が起きているのか理解できず、医師の指示に振り回され、不安と倦怠感に苦しむ患者に、何もできなかった自分がいました。医師の指示や、診断だけに依存したことを反省したのです。そのできごとから、「循環器」を勉強したい気持ちが大きくなり、4年目の進路を決める際に、循環器専門病院への転職を決意しました。

　循環器専門病院での配属先は、ICUでした。主な患者は、心臓血管外科の術後と、循環器内科の心筋梗塞の患者です。見たこともない機械や、心電図モニターが並ぶ中で、モニターのアラームが鳴るたびにビクビクし、おびえていました。右も左もわからない世界に入り、何から勉強すればよいかもわかりませんでした。

　心電図は、教科書に載っているような波形はほとんどなく、患者に何が起きているかもわかりません。臥床している患者は、全身にじっとり冷や汗をかいていたり、少し動くと喘鳴が出現したりするのです。患者の生命に直結するという、怖さだけは感じることができました。その恐怖心により、いつしか、循環器を勉強したい気持ちから、循環器の患者を受け持ちたくないという、苦手意識へ傾いていきました。

　そんなかつての私のように、何が起きているかわからないから、怖い、苦手と感じている看護師は多いと思います。本書は、心臓カテーテル看護における必須の基礎知識を効率よく学び、かつ、必要な情報を的確に収集してアセスメントする技能を身に付けるための、簡潔で実用性の高いポイント解説書となっています。

　難しい説明はなるべく省き、誰が読んでもすぐにわかるよう配慮してあります。本書を、よりよいカテーテル看護のケア実践の参考としていただければ幸いです。

2020年10月

岩崎　純恵

看護の現場ですぐに役立つ
心臓カテーテル看護の基本

chapter 1 心臓の働き

chapter 2 心臓カテーテル検査を行う主な疾患

chapter 6　PCIの基礎知識

chapter 7　新しいカテーテル治療・補助循環

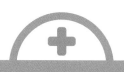

本書の使い方

　本書はchapter 1から7までで構成されています。

　心臓の解剖生理から、カテーテル検査の必要な疾患、術後合併症、というように順を追って解説しています。順番に読んでいただくことで、心臓カテーテルにおける一連の流れがイメージできるようになります。

　基本から学びたい人は最初から、ある項目についてだけ知りたい人は途中から、というように読む人に合わせてどこから読んでも知りたい情報が得られます。それぞれの項目でポイントを絞って解説してありますので、好きなところから読んでもらって構いません。

　本書1冊で心臓カテーテル看護に必要なことはすべて出てきますので安心してください。

循環器では、略語や横文字が
多くて難しく感じます。

新人ナース

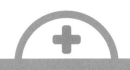

本書の特長

　心臓カテーテルは、循環器領域ではいまや、日常的な検査・治療法です。カテーテル室で、患者がどのような治療を受けてきたかを知らなければ、その後の術後ケアは行えません。また、どのような疾患で、治療や検査を受けたかも知る必要があります。カテーテル治療や検査の内容によって、ケアの仕方や観察ポイントは多岐にわたります。

　本書では、心臓カテーテルという大きな枠の中で、まずは基本的な心臓の働きや、治療・検査適応の疾患について、おおよその理解やケアで共通する部分を中心にまとめました。本書一冊で、心臓カテーテルにおける、だいたいのケアに対応できるようになります。

役立つポイント1　術前から術後までの流れがイメージできる

　カテーテル治療を受ける患者さんが入院してきたら、いったい何をすればいいのか、それが手にとるようにわかります。術前からやっておくべきこと、術後のお迎え、術後のケアに至るまで、観察・ケアすべき看護の一連の流れがイメージできるようになります。

　本書は病棟看護師に必要な情報に絞って記載してありますが、術前・術後ケアで必要なことはすべて本書に出てきますので安心してください。

役立つポイント2　ハイリスク患者の記載

　心臓カテーテル治療を受ける患者さんの中には、現疾患以外に様々な既往歴がある方も多くいます。例えば、造影剤アレルギーや糖尿病、喘息など、これらの患者さんはそうでない患者さんに比べると、治療のリスクが高くなります。使用禁忌の薬剤もあるため、安全に治療を提供するためには、術前から、必要な情報収集を行うことがとても重要です。「この人、こんな既往があるけど、大丈夫かな？」という疑問をズバッと解決します！　ハイリスク患者に対する特徴的な看護をしっかりマスターしましょう。

役立つ ポイント3　ベテランナースのアドバイス

　補足説明や、かゆいところに手が届くちょっとしたアドバイスを随所に入れてありますので、併せて読んでいただくことでより理解が深まるようになっています。また、コラムでは、病態や体の仕組みなどをより詳しく説明し、ケアをするうえでの看護の考え方を導けるようにしてあります。

役立つ ポイント4　根拠がわかる

　単に「これはこうなっています」と述べるだけではなく、「なんでこうなるの?」「どうしてこの検査が必要なの?」といった理由や根拠も説明してあります。だから、術前・術後ケアでどこを見ればよいのか、どんなケアをすればよいのかがよくわかり、理解も深まります。

役立つ ポイント5　やさしい言葉での説明

　看護師向けの書籍では、専門職を対象にしているということもあり、専門用語が多用される傾向にあります。しかし、看護師といえども専門用語を使われたら、わからないものはたくさんあります。一般の方に説明するようなやさしい言葉であればすぐに理解できるのに、わざわざ専門用語で書いてあるため理解ができず、その専門用語を調べるためにさらに専門書籍を引っ張り出して調べる、という非常に面倒なことになりがちです。

　そこで、本書ではそうした煩わしさを排除できるよう、できるだけやさしい言葉を選択し、専門用語も理解しやすいよう配慮してあります。

　例えば、「肺炎に移行すると、患部に異常な副雑音が聞こえます。さらに、膿性痰が喀出されることもあります」という文章を読んでも、いまいちピンと来ませんよね。

　「肺炎に移行すると、患部に異常な副雑音 (粗い断続性ラ音:ボコボコボコやゴロゴロゴロ、低音性の連続性ラ音:グーグー、ギュー) が聞こえます。さらに、痰に細菌が繁殖し、白黄〜淡黄色の痰が喀出されることもあります」と書いてあれば、イメージしやすいと思います。

　本書ではこのように、専門用語はできるだけ噛み砕いた表現にしてありますので、新人ナースでもわかるようになっています。

　以上、看護師になりたての方だけでなく、ベテラン看護師まで幅広く参考にしていただければ幸いです。

この本の登場人物

本書の内容をより深く理解していただくために
医師、ベテランナース、先輩ナースから新人ナースへ、アドバイスやポイントの説明をしています。

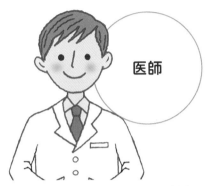

医師

病院の勤務歴8年。的確な判断と処置には定評
があります。

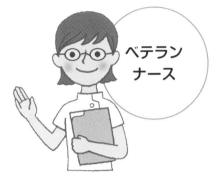

ベテラン
ナース

看護師歴10年。優しさの中にも厳しい指導を信念
としています。

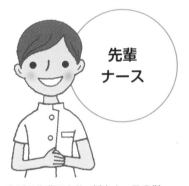

先輩
ナース

看護師歴5年。身近な先輩であり、新人ナースの指
導役でもあります。

新人
ナース

看護師歴1年。看護の関わり方、ケアについて勉強し
ています。医師や先輩たちのアドバイスを受けて早
く一人前のナースになることを目指しています。

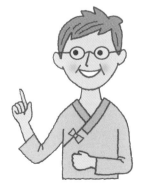

患者の
皆さん

患者さんからも、ナースへの気持ちなどを
語っていただきます。

MEMO

chapter 1

心臓の働き

心臓は、生命の維持に必要な酸素を含む血液を
全身へ送り出す働きをしています。
中でも脳への血流は重要であり、
5〜10秒途絶えただけで失神してしまいます。
その量は、1日約8000リットルともいわれます。
人間が一生の間に打つ心拍数は23億回ともいわれます。

全身に血液を送り出すポンプ

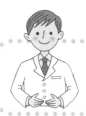

心臓とは、どのような働きをする臓器なのか、基本構造を説明します。どのような仕組みで動いているのか、一般的な心臓のイメージです。

心臓の構造

心臓は、全身へ血液を送るポンプの役割を果たしています。大きさは、人間の握りこぶしより少し大きく、ほとんどが筋肉でできています。心臓の内部は、左右の心房と左右の心室の4つの部屋と、三尖弁・肺動脈弁・僧帽弁・大動脈弁の4つの弁で構成されています。

心臓の弁は、右心房から順番に、次の部屋へ血液を送り出すため、逆流しないように機能しています。心房は、主に血液が入ってくる部屋で、心室は血液を送り出す部屋になります。そのため、心室は厚い筋肉で構成され、特に左心室の心筋は、厚さが1cmになります。心房は2〜3mm、右心室は3〜4mmです。

▼心臓の構造

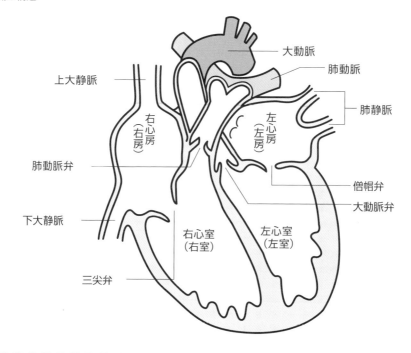

ポンプの役割

心臓は、全身へ血液を送り出すため、毎分60〜80回収縮し、血液を送り出しています。中でも、一番血液が必要な臓器は、脳です。脳は、3分以上の虚血で深刻なダメージを受けるほど、デリケートな臓器です。心臓と脳は密接な関わりがあり、心臓が不具合を起こすと脳に影響を及ぼし、逆に、脳が障害を受けると心臓に影響を及ぼすことがあるのです。よく目にするのは、脳腫瘍や脳出血などで頭蓋内圧が亢進した患者の徐脈です。心臓と脳は密接な関わりがあり、心臓が不具合を起こすと、脳への影響も大きいのです。

2番目に血液が必要な臓器は、心臓自身です。ポンプ機能が破綻すると、他の臓器だけでなく、心臓自身も重篤な症状を発症しかねないのです。全身の臓器は、心臓の収縮期に血液が全身へ流れることで、酸素を共有しているのですが、心臓の表面を走る冠動脈は、拡張期に血流が流れる仕組みになっています。そのため、徐脈や頻脈での血圧低下で、拡張期圧も下降すると、心筋が虚血状態となり、胸痛などの症状を起こすことがあるのです。

「失神」という症状があります。患者が意識消失を起こしたら、皆さんはまず、脳に何か問題があるかもしれないと考えます。しかし、高齢者の失神の原因には、心臓弁膜症が隠れていることがしばしばあります。重度の大動脈弁狭窄症では、心臓から十分な血液が全身へ送り出せず、一過性の脳虚血を起こすことがあります。脳外科にコンサルトする前に、一度心エコー検査を行うことも覚えておいてください。

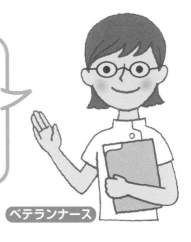

ベテランナース

血液の循環

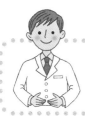

血液の循環には、2種類の循環があります。大きくは、肺循環（小循環）と体循環（大循環）に分かれます。

肺循環（小循環）：pulmonary circulation

肺循環とは、心臓と肺の間での血液の移動です。全身から戻ってきた静脈血が、心臓から肺動脈を通り、肺でガス交換を行い、肺静脈を通り、再び心臓へ戻ってくるまでをいいます。肺循環には、約4〜6秒を要します。全身の静脈血➡右心房➡右心室➡肺動脈➡肺➡肺静脈➡左心房➡左心室➡動脈血が全身へ、という流れです。肺動脈は、大動脈に比べて血管壁が薄く、収縮性に乏しい代わりに、伸展性に富んでいます。このため、肺動脈（PA）の動脈圧は低く、平均肺動脈圧は収縮期圧30〜15mmHg、拡張期圧8〜2mmHg、平均圧18〜9mmHgと、体血圧の約6分の1程度の、低圧循環になっています。肺動脈楔入圧（PCWP）が、18mmHg以上になると、右心不全症状を呈し、肺水腫や全身の浮腫、心エコーではTRPG＊の上昇がみられます。

数値を把握することは大切ですが、いつも患者の状態がモニタリングされているわけではありません。患者の顔色や訴え、呼吸状態などを会話の中で観察し、患者の体に触れて、末梢冷感やチアノーゼの有無を見るなど、基本的なフィジカルアセスメントが、とても重要になります。

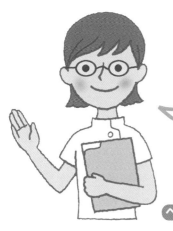

私たち看護師は、患者の心身の苦痛を軽減するために、患者の変化に気付くことが、何より大切なのです。

ベテランナース

＊TRPG　Tricuspid Regurgitant Pressure Gradient：三尖弁逆流圧較差の略。

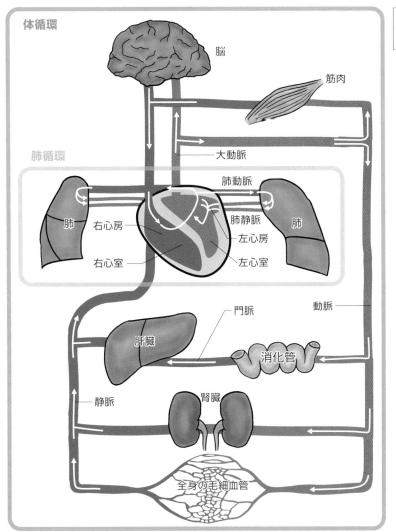

出典：『人体のキホンと名前の図鑑』雑賀智也著、秀和システム、2019年

体循環（大循環）

　心臓のポンプ機能によって、体内を循環する血液は、全身の各臓器や細胞の隅々まで、新鮮な酸素や栄養素を運びます。さらには、不要となった老廃物や二酸化炭素を受け取り、体の外へ排出す

るため絶え間なく流れています。体循環には、約20秒を要します。左心室➡大動脈➡全身の器官・組織➡上大静脈・下大静脈➡右心房。

血行動態を評価するモニタリング機器

●スワンガンツカテーテル

正式名称は、**スワンガンツ・サーモダイリューション・カテーテル**といいます。1970年にアメリカの医師である、Dr. SwanとDr. Ganzにより開発されました。このカテーテルの特徴は、カテーテルの先端に小さな風船が付いていることです。観血的に右心系にカテーテルを挿入し、風船を右心室内で膨らませることで、血流に乗って肺動脈の枝にはまり込みます。カテーテルには、様々なセンサーが付いており、右房圧 (RA)、右室圧 (RV)、肺動脈圧 (PA)、肺動脈楔入圧 (PCWP)のほか、心拍出量 (CO)、混合静脈酸素飽和度 (SVO_2) などを測定することで、血行動態の評価ができます。

●観血的動脈圧から測定する心機能評価

スワンガンツカテーテルのような高侵襲を侵さなくても、動脈圧ラインが挿入されていれば、動脈圧の波形から、心拍出量 (Cardiac Output：CO) の測定が可能なモニターもあります。

フロートラックセンサー[R] は、動脈留置カテーテルと接続して用いる専用のキットです。スワンガンツカテーテルを入れて、肺動脈圧 (PA)・右房圧 (RA) をみるまでではないが、心拍出量 (CO)、一回拍出量 (SV) などを観察したい場合に、動脈圧波形の情報に基づいて、各種のフローパラメーターを連続して測定できる低侵襲の血行動態モニタリングシステムです。

循環器領域では、様々なデータから心臓の状態を把握することができる機器があります。

▼スワンガンツカテーテルのイメージ

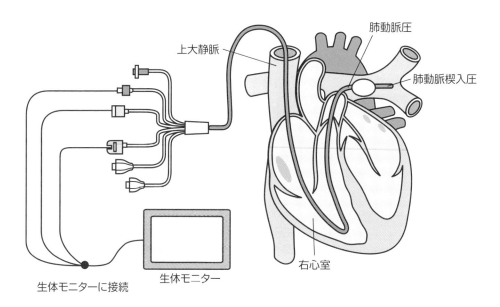

上大静脈
肺動脈圧
肺動脈楔入圧
右心室
生体モニターに接続
生体モニター

出典 . 『ICU看護のキホン』レアネットドライブ ナースハッピーライフ編集グループ著、秀和システム、2016年

右・左心房、右・左心室の働き

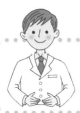

右心系は静脈血がめぐる低圧系です。左心系は、動脈血がめぐる高圧系です。左右それぞれに重要な弁が存在しています。

✚ 右心房

右心房は、全身の静脈の受け皿になる部屋です。上大静脈と下大静脈から、全身をめぐった血液が右心房へ戻ります。

冠静脈洞 (CS：Coronary Sinus)：冠動脈から心筋を栄養して循環してきた冠静脈の静脈血が、右心房の中の冠静脈洞から、右心房内へ戻ってきます。

三尖弁：右心房と右心室の間には、**三尖弁**という弁があり、右心房から右心室へ流れた血液の逆流を抑える働きがあります。

卵円窩：胎生期は、肺循環がないため、右心房と左心房をつなぐシャントとして卵円孔が存在しています。肺循環が始まると、左心房圧が高まり、右心房圧が低下するため、出生後に最初にする一息（産声）で閉じる仕組みになっています。卵円孔の痕跡が、卵円窩として残ります。

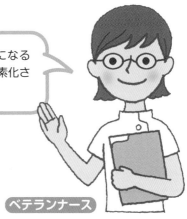

右心房は、全身の静脈の受け皿になる部屋です。左心房は、肺循環で酸素化された血液が流れ込む部屋です。

ベテランナース

左心房

　左心房は、肺循環で酸素化された血液が流れ込む部屋です。肺静脈は4本あり、左右、上下と4方向から左心室へ流れ込みます。

左心耳：胎生期からの退化と発育の過程で、左心耳（LAA＊）という袋状の構造物ができています。左心耳は、心房細動時の血栓の形成部位となり、手術やカテーテルで閉鎖することがあります。

▼成人の血液循環

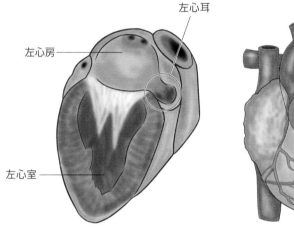
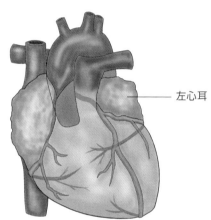

左心耳

左心房

左心室

左心耳

右心室

　右心房から流れてきた血液を、肺動脈弁を経由し、肺動脈から肺へ送り出す役割があります。

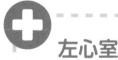

左心室

　左心房からの血液を全身へ送る、一番重要なポンプの役割をします。右心室に比べ、心筋の厚さが約3倍あるといわれます。

＊LAA　Left Atrial Appendageの略。

心筋という筋肉

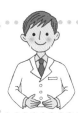

24時間、休むことなく働き続ける**心筋**の特徴を理解しましょう。心筋は、骨格筋と同じ横紋筋ですが、その働きは自律しており、筋肉としての働きだけではなく、内分泌機能も併せ持つ、とても特殊な筋肉です。

心筋細胞

心筋細胞は、高度に分化しており、細胞分裂を起こしません。心臓は、心筋という特殊な筋肉と、その間にある結合組織や血管からできています。分化の進んだ細胞である心筋細胞は、細胞分裂を起こさないのです。

心筋

心臓壁を構成する筋肉を**心筋**といいます。骨格筋と同じ横紋筋ですが、意思で動かない不随意筋です。いくら動いても疲労しない点も骨格筋とは異なります。刺激伝導系の役割もあり、心臓を収縮、拡張させます。激しい運動をした場合に脈拍が速くなり、安静時には遅くなるという、脈拍の調節機能は自律神経によって行われますが、不随意的に行われています。

また、心筋細胞は細胞分裂する能力がないため、心筋梗塞などで壊死すると、再生することはできません。

▼筋肉の種類と特徴

分類	機能	所在	筋組織	収縮	神経支配
骨格筋	体全体、手足を動かす筋肉	骨格	横紋筋	随意	体性神経
心筋	心臓を動かす筋肉	心臓	横紋筋	不随意	自律神経
平滑筋	血管、消化管、気管支壁など、主として内臓にある	主に内臓	平滑筋	不随意	自律神経

心筋マーカー

心筋には特異的なタンパクが存在します。心筋梗塞などによって心筋の一部が壊死すると、その細胞から様々な高分子タンパクが血中へ逸脱します。クレアチンキナーゼ（CK）は細胞質に存在する酵素で、骨格筋に多いCK-MM、心筋に多いCK-MB、脳に多いCK-BBがあります。心筋障害が発生すると心筋細胞からCK-MBが逸脱し、血中に流出して3～8時間で濃度が上昇し、3～6日後に正常化します。よって、CK-MBを特異的に測定することは、心筋障害の有無を検出することになり、心筋梗塞の診断に有用です。

▼CKアイソザイム

臓器	種類	正常値（%）	適応疾患
骨格筋	CK-MM	95.8～100.0以下	横紋筋融解症・挫滅症候群・皮膚筋炎
心筋	CK-MB	0.0～2.7以下	心筋梗塞・心筋炎・筋ジストロフィー
脳	CK-BB	0.0～1.8以下	急性脳損傷・悪性腫瘍

内分泌

心臓も特別な機能を持つホルモンを分泌しています。**心房性ナトリウム利尿ペプチド**（ANP）、**脳性ナトリウム利尿ペプチド**（BNP）と呼ばれる、2種類のホルモンです。

ヒト心房（Atrium）から分泌されるANP（h-ANP）は、利尿作用、血管拡張作用を有しています。これは、ハンプという製剤名で心不全の治療薬として使用されています。

BNPは、当初は脳（Brain）から出ているとされていましたが、多くは心室から分泌されています。BNPは心不全の悪化に伴い、分泌量が増加します。そのため、血中BNP濃度は**心不全のマーカー**とされ、臨床現場でもよく目にします。BNPの正常値は、20pg/mL前後とされています。

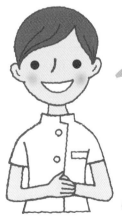

心臓は、心筋という特殊な筋肉と、その間にある結合組織や血管からできています。

先輩ナース

心臓の表面を取り巻く血管「冠動脈」

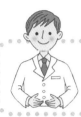

心臓には、心筋に酸素や栄養素を供給するため、**冠動脈**という血管が表面に張りめぐらされています。

冠動脈の解剖

心臓の上に、冠のように乗っている血管（動脈）で、**冠動脈**と呼ばれます。冠動脈には、**右冠動脈**（RCA＊）と**左冠動脈**があり、**左冠動脈**はさらに**左前下行枝**（LAD＊）、**左回旋枝**（LCX＊）の大きく3本の枝に分かれます。また、LADとLCXに分かれる前の冠動脈を**左冠動脈主幹部**（LMT＊）と呼びます。

▼冠動脈の走行

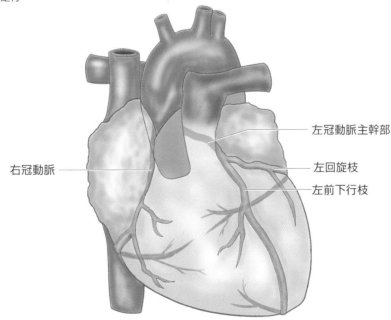

右冠動脈

左冠動脈主幹部

左回旋枝

左前下行枝

出典：『心臓血管外科看護』前田浩著、秀和システム、2020年

＊ **RCA**　Right Coronary Arteryの略。
＊ **LAD**　Left Anterior Descending Coronary Arteryの略。
＊ **LCX**　Left Circumflex Coronary Arteryの略。
＊ **LMT**　Left Main Trunkの略。

●冠動脈を流れる血液はいつ流れるのか？

冠動脈は他の動脈と違い、心臓の収縮期にその血流は減少し、心室拡張期（大動脈弁は閉鎖）の大動脈洞（バルサルバ洞）の高い圧によって流れる仕組みです。交感神経刺激により拡張し血流量が増加します。心拍出量増加に応じて、冠循環も増加します。

●冠動脈の血流をサポートするIABP

冠動脈血流と脳血流を増やし、左心の後負荷軽減により、10〜15％程度の心拍出量増加と、心筋酸素消費量を減少させる、大動脈内バルーンパンピング（IABP）という補助循環機器があります。

---

column
平均血圧（MAP：Mean Arterial Pressure）とは

動脈圧ラインが挿入されている患者では、血圧表示のあとに括弧で囲んでMAPが表示されていることがあります。MAPの値も、実はとても大切な意味があるのです。これは、臓器灌流の指標（心臓から拍出された血流が体内の各臓器に行き渡っているか）になります。習慣的にMAP＞65mmHgであれば、最低限の臓器灌流は維持されていると考えられてきました。しかし、個人差があるため、65mmHgあればよいというわけではありません。臓器灌流障害が起こると、肝障害、腎機能障害、意識障害、腸管壊死、四肢壊死などが起こると考えられます。収縮期血圧が保たれていても、平均血圧が低い場合には、臓器障害のリスクも併せて観察しましょう。

冠動脈の分岐と呼称

　冠動脈の区域分類は、主にAHA分類を用います。

▼冠動脈の区域分類

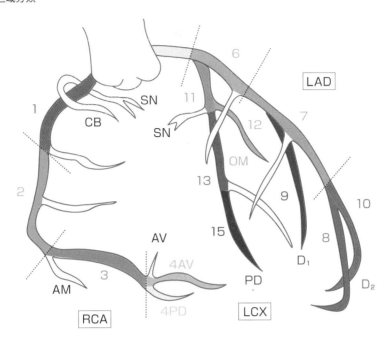

右冠動脈	#1〜4
#1	右冠動脈起始部〜右室枝まで　円錐枝 (CB) と洞結節枝 (SN) の枝を持つ
#2	右室枝〜鋭縁枝 (AM) まで
#3	鋭縁枝〜後下行枝まで
#4 AV	房室結節枝
#4 PD	後下行枝
左冠動脈	#5〜15
#5	左主幹部 (LMT)
左前下行枝	#6〜10
#6	左前下行枝起始部〜1本目の中隔枝 (SB) までの本幹
#7	1本目の中隔枝〜第2対角枝 (D$_2$) までの本幹
#8	第2対角枝〜左前下行枝末梢までの本幹
#9	第1対角枝 (D$_1$)
#10	第2対角枝 (D$_2$)

左回旋枝	#11〜15
#11	左回旋枝起始部〜鈍縁枝 (OM) までの本幹
#12	鈍縁枝
#13	鈍縁枝〜後側壁枝 (PL) までの本幹
#14	後側壁枝
#15	後下行枝 (PD)

　どこの血管がダメージを受けたか知ることで、その後、どんな心不全症状が出るかを予測することができます。血管の解剖と、心電図変化、心エコーの読影を併せて診ることで、患者に起きている疾患が、よりみえてきます。

▼冠動脈と心筋の支配領域

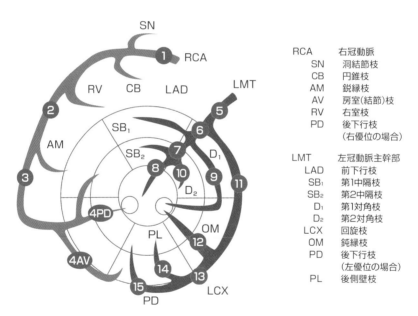

RCA	右冠動脈
SN	洞結節枝
CB	円錐枝
AM	鋭縁枝
AV	房室(結節)枝
RV	右室枝
PD	後下行枝 （右優位の場合）

LMT	左冠動脈主幹部
LAD	前下行枝
SB₁	第1中隔枝
SB₂	第2中隔枝
D₁	第1対角枝
D₂	第2対角枝
LCX	回旋枝
OM	鈍縁枝
PD	後下行枝 （左優位の場合）
PL	後側壁枝

心臓の働きを検査する「心電図」

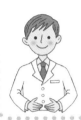

循環器では、12誘導心電図を撮る機会がよくあります。まずは、心電図の見方を知ることが必要です。そして、そこから得られた波形の知識をもとに、まずは正常波形か、異常波形なのかを判断しましょう。心電図は、低侵襲で、簡便に行える検査であり、かつ多くの情報が得られる、非常に有効な検査といえます。

➕ 基本は正常心電図を覚えること

心電図は、基本の正常心電図との比較です。正常心電図と比較して、何が違うのか、その違いは何が原因なのかを比較検討することです。心臓の中での電気の流れは、順序が規則正しく決められています。そのため、正しい流れを通らなかったものは、不整脈となります。それらはすべて電気信号として、心電図に表れるのです。まずは、正常な心電図波形を覚えることが大切です。

▼正常心電図波形

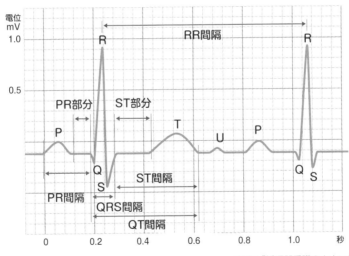

出典：『循環器看護のキホン』中澤真弥著／
雑賀智也監修、秀和システム、2020年

心電図では、主に3〜4個の波形で1拍の心臓の収縮から拡張までが表現されています。
①最初の小さな波：P波
②上に立ち上がる大きな波：QRS波
③QRSに続く波：T波
④ときにみられる、T波後の小さな波：U波

３点誘導モニター心電図

　一般的に、病棟で用いられるモニターの多くは３点誘導です。モニター画面では、25㎜/秒で波形を流して観察します。装着位置は、図のように赤が右鎖骨下、黄色が左鎖骨下、緑は左肋骨の下端あたりです。腹部など、皮膚が動揺しやすい場所に貼ると、呼吸などの影響を受け、きれいな波形を描出できないことや、不整脈と間違えてアラームが鳴ることもあるので、正しい場所に貼ることが大事になります。

▼３点誘導

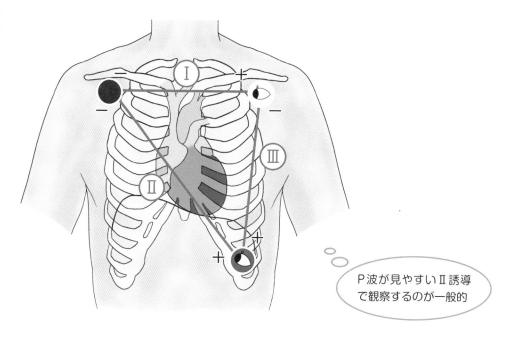

Ｐ波が見やすいⅡ誘導で観察するのが一般的

出典：『循環器看護のキホン』中澤真弥著／雑賀智也監修、秀和システム、2020年

標準12誘導心電図

　12誘導心電図は心電図の基本であり、多用される心電図です。胸部誘導と、四肢誘導からなります。電極の貼る位置と、電極の色を覚えておくと、緊急時にすぐに心電図を記録することができます。

▼胸部誘導

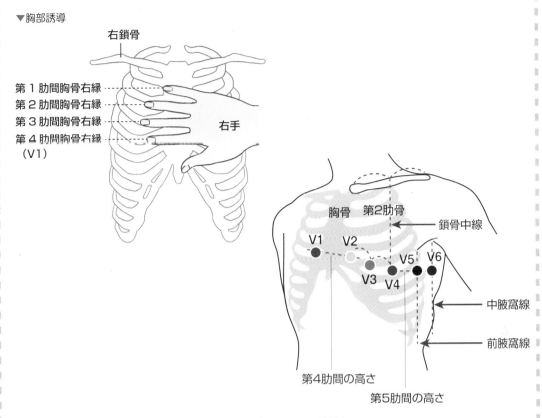

右鎖骨

第1肋間胸骨右縁
第2肋間胸骨右縁
第3肋間胸骨右縁
第4肋間胸骨右縁
（V1）

右手

胸骨　第2肋骨

鎖骨中線

V1　V2　V5　V6

V3　V4

中腋窩線

前腋窩線

第4肋間の高さ

第5肋間の高さ

出典：『循環器看護のキホン』中澤真弥著／雑賀智也監修、秀和システム、2020年

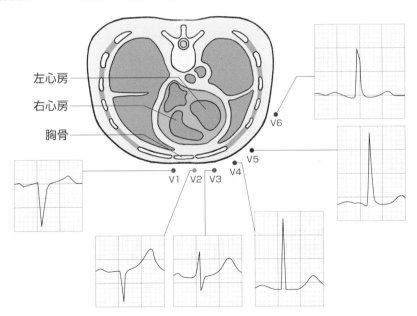

左心房

右心房

胸骨

V6

V5

V1　V2　V3　V4

出典：『急変時対応のキホン』住永有梨／辻本真由美著、秀和システム、2020年

V1誘導●	主に右室側から心臓を見る	V4誘導●	心室中隔と左室前壁方向を見る
V2誘導	右室と左室前壁側から心臓を見る	V5誘導●	左室前壁と側壁を見る
V3誘導●	心室中隔と左室前壁から心臓を見る	V6誘導●	左室側壁を見る

▼四肢誘導

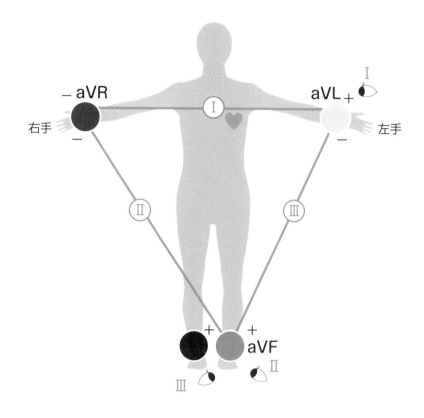

出典：『循環器看護のキホン』中澤真弥著／雑賀智也監修、秀和システム、2020年

第I誘導	左室の側壁を見る誘導である
第II誘導	心臓を心尖部から見る誘導である。四肢誘導で、P波形が最も明瞭に描かれる
第III誘導	右室側面と左室下壁を見る誘導である
aVR誘導	右肩から心臓を見る誘導である。逆転した波形がみられる
aVL誘導	左肩から心臓を見る誘導である
aVF誘導	心臓を、ほぼ真下から見る誘導である

　心電図の解読ができなくても、患者さんの様子がおかしいな？　と思ったときに、正しく12誘導心電図をとれることは、非常に重要です。普段、触る機会が少ないかもしれませんが、いざというときのために、心電計の近くに誘導の取り方などの説明書を置いておくこともよいですね。

刺激伝導系の機能

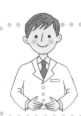

心臓の筋肉の中には、電気が流れる道筋が存在します。すべての電気刺激は、心電図で記録することができます。心電図波形と、刺激伝導の状態を合わせて理解するといいでしょう。

刺激伝導系

心臓全体への電気興奮の伝搬は、洞結節からプルキンエ線維までの**刺激伝導系心筋**における伝搬と、それに続く作業心筋における伝搬に分けることができます。

洞結節に発生した興奮は右心房に伝わり、バッハマン束を通り左心房に広がります。右心房に広がった興奮は房室結節に伝わり、ヒス束、左右の脚、プルキンエ線維、心室筋に伝導されます。

作業心筋（心室筋）の興奮は、プルキンエ線維の末梢から作業心筋に伝導することで始まり、隣り合う細胞に電気的興奮が伝搬していきます。心内膜側から外膜側に向かって心筋は興奮します。

▼心臓全体への電気興奮の伝搬

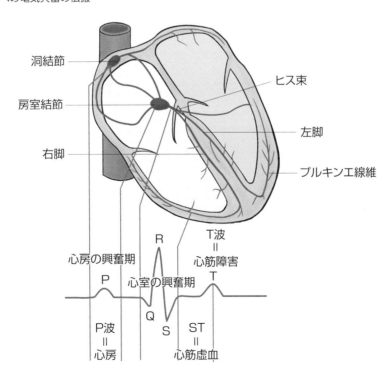

出典：『今さら聞けないモニター心電図』三宅良彦編、p.11 図3 心臓各部の興奮と回復の過程、照林社、2001年

▼心電図波形の意味と基準値

名称	意味	基準値
P	左右の心房の興奮過程	P波の開始〜終了 0.11秒未満
PQ	房室間伝導時間	P波の開始〜Q波の開始 0.12〜0.20秒
QRS	左右心室の興奮過程	QRS波の開始〜終了 0.10秒未満
ST	心室興奮の回復過程	QRS波の終了〜T波の開始 0.12〜0.15秒
T	心室興奮の回復終了	T波の開始〜終了 0.12〜0.25秒
QT	心室収縮期時間	QRS波の開始〜T波の終了 RR間隔の1/2

　「心電図が得意ですか？」と聞かれて、「得意です」と言える看護師は、実際にそう多くはないと思います。では、先輩看護師たちは、なぜ心電図の変化に気付けるのでしょうか？

　1つは、患者の病態から起こりうる合併症や、経時的変化を考えて観察しているからです。

　もう1つは、「あれ？」と思ったときや、何か変化があったときに、必ず以前の心電図と比較を行い、何か心電図上の変化が起こっていないかを観察しているのです。

　モニターを見るとき、まずは心拍数が遅いか、速いかを見ます。これは、見た瞬間に判断ができるからです。そして、次にP波があるかないか、RR間隔が均等か不均等かを確認します。STの上昇があるか等々、観察点はたくさんありますが、まずは、この3つから逸脱した場合は、何かしらの不整脈に当てはまると考えます。もともと不整脈を持ちながら生活している方もたくさんいます。その場合は、現在の心電図と、以前の心電図の比較をします。異常と思う波形が、その患者にとっては普段どおりかもしれません。

　異常だと思った場合は、その心電図波形の記録と、患者のバイタルサインや自覚症状を確認することが大切です。

　日々、この繰り返しの中で、トレーニングされていくのです。不整脈の判断も大切ですが、「いつもと何か違うぞ!?」と気付くアンテナを育てることが大切です。

心電図波形にばかり目が行き、肝心な患者の状態を観察することを忘れてはいけません。現場では、教科書のようなきれいな不整脈を見つけることは、難しいですからね。

ベテランナース

● **特に注意すべき頻脈性不整脈を覚えておこう**

不整脈には様々な種類がありますが、特にカテーテル検査の最中に起きやすい、頻脈性不整脈を5つ覚えておきましょう。

頻脈性不整脈は、患者さん自身が、動悸や胸部の不快を感じ、冷や汗や、血圧低下などを招き、血行動態が不安定になるリスクが高いものです。

心臓が効率よくポンプ機能を発揮するためには、統一のとれた心臓の収縮が必要なのです。血行動態≒血圧と考えるとき、血圧を構成する因子は、心拍出量×心拍数となるため、脈の変化は、バイタルサインをみる際、大きな影響因子となるのです。

● **心房細動（Af：Atrial Fibrillation）**

心房細動（Af）は発作性（paroxysmal）、持続性（persistent）、永続性（permanent）に大きく分類されます。慢性化したものは、俗に **chronic-af** と呼んでいます。発作性のAfは自然停止するAf、持続性Afは薬物的あるいは電気的な除細動を行わない限り持続するAf、永続性Afは、いかなる除細動治療によっても停止しないAfと定義されています。

心臓カテーテルの負荷薬剤などで一時的に誘発されることもあり、術前から患者の脈が正常なのか、不整なのか把握しておく必要があります。Afによりもたらされる病態は、①まったく不規則な心拍による動悸や胸部不快などの症状、②心房-心室の同期収縮の消失および不規則な心収縮による心拍出量の低下です。心拍出量は約20%減少するといわれます。脈が変化した場合には、血圧の変動も確認するようにしましょう。また、長期間の高度の頻脈傾向は、頻脈源性心筋症の発生を招くといわれます。③心房収縮の低下からの心房拡大・僧帽弁逆流の発生があり、左房内血栓形成が起きると、塞栓症リスクの増大へつながります。

正常人と比べ、4～5倍も脳梗塞になりやすいので、抗凝固薬を検討します。

◀心房細動

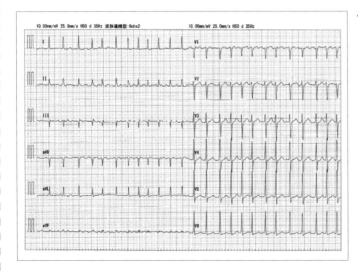

●心房粗動 (AFL：Atrial Flutter)

　臨床の現場では、先に述べたAfと混同しないように、**フラッター**と呼ぶことが多いです。**心房粗動**では、心房の中で興奮がグルグルと規則正しく、240〜440拍/分で回っています。その波形がノコギリの歯のようにギザギザと、心電図上、心房波を形成します。この心房波を**F (flutter) 波**と呼びます。AFLでは、F波の周期および、房室伝導特性により、房室伝導比率、すなわち心拍数が大きく異なります。房室伝導が良好であると、1：1ないし2：1伝導となり、高度な頻拍になってしまうからです。AFLは心拍数を至適にコントロールすることが難しく、薬物の効果も得られにくいため、停止にはペーシングか電気ショックを選択することがあります。突然頻拍がみられた際には、注意が必要です。

◁心房粗動

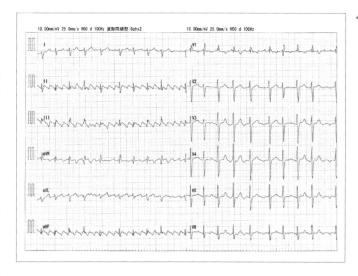

●発作性上室性頻拍 (PSVT：Paroxysmal Supraventricular Tachycardia)

　発作性上室性頻拍は、房室結節や副伝導路などを介する、リエントリーによる上室性頻拍です。心拍数が150〜250拍/分ですが、RR間隔は規則正しく、QRS波は正常の形を示すことが多い頻脈です。突然始まり、突然停止する特徴があります。息こらえなどの迷走神経刺激やATPの急速静注などで停止させます。

◁発作性上室性頻拍

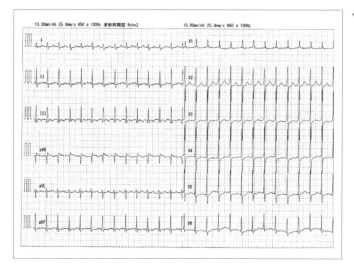

●心室頻拍 (VT：Ventricular Tachycardia)

心室頻拍は、無症状なものから、あくびを伴うもの、あるいは発作後に心室細動に移行するものまで多彩です。特徴は、①一般的に120拍/分以上と頻拍である、②QRS幅がワイドである (0.12秒以上)、③3拍以上連続する、といった点です。数拍持続するだけのものでは、動悸・めまいなどの一時的な症状や、時に無症状なことがあります。高度に持続する場合は意識消失を起こすことがあります。突然、患者の呼吸がいびき様になり、心電図を見ると心室頻拍であった、などというこ

ともあります。心室頻拍の症状と重症度を規定する因子には、持続時間、頻拍レート、心機能があります。心機能が低下している患者では、特に重篤化するため注意が必要です。また、30秒以上持続する持続性心室頻拍 (SVT) は、リドカイン (キシロカイン)、アンカロン (アミオダロン) 等の薬剤を使用することが多いですが、除細動器や、CPRが行える準備も必要です。

ちなみに、30秒以下のものは非持続性心室頻拍 (NSVT) と呼ばれます。

◀心室頻拍

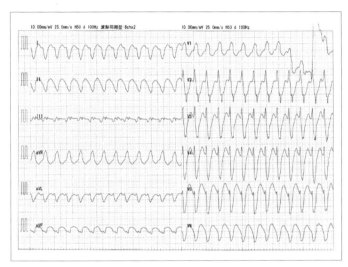

●心室細動 (VF：Ventricular Fibrillation)

心室細動とは、心筋細胞が無秩序に興奮し、調和のとれた心収縮が失われた状態です。心臓の有効な収縮がみられなくなります。心電図では、振幅、周期ともバラバラの不規則な波形となり、P波、QRS波、T波の区別はできません。5～10秒程度で意識消失および、全身性の痙攣を起こします。

心室細動は心停止であり、放置すれば4～5分で脳死が訪れます。カテーテル中に発生するもの

としては、FFRなどにおける薬剤負荷中や、CAGのときに右冠動脈のconus branch (円錐枝) にカテーテルが選択的に入り、wedge状態のまま造影したときに起こるものが有名です。

有効な治療法は電気的除細動です。近くに除細動器がなければ胸骨をこぶしで叩き、器械的な除細動を試みます。除細動が成功しなかった場合は、CPRを行いBLSのサイクルを回しましょう。

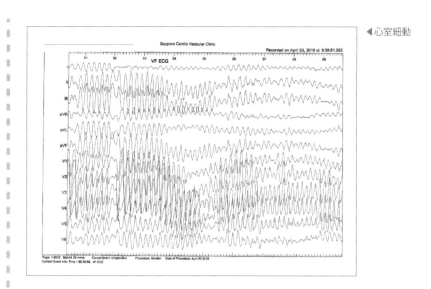

◀心室細動

抗不整脈薬は、不整脈の治療でありながら、不整脈の増悪や新たな重症不整脈の発現という副作用があり、これを**催不整脈作用**と呼びます。また、抗不整脈薬以外の向精神薬、全身麻酔薬、気管支拡張薬などでも不整脈を誘発する催不整脈作用があることを知っておく必要があります。ハイリスク薬剤の投与時は、慎重投与と、モニターなどバイタルサインが観察できる状態で使用することが望ましいです。

chapter 2

心臓カテーテル検査を行う
主な疾患

· ·

心臓カテーテル検査と聞くと、
冠動脈の検査をイメージする場合が多いですね。
血管内へ直接カテーテルを挿入することで、
侵襲的ではありますが、冠動脈だけではなく、
心臓や血管に関する様々な病気の診断を行うことができます。

心不全

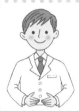

心不全とは、種々の心疾患による血行動態の異常、腎機能障害、呼吸器疾患など、心臓を取り巻く環境が、(高血圧、貧血、感染症など)様々な原因で、心拍出量の低下や肺うっ血などを引き起こし、心臓のポンプ機能が破綻した状態をいいます。

急性心不全と慢性心不全

　日本循環器学会のガイドラインでは、急性心不全は「機能的あるいは構造的異常が急激に発生し、低下したポンプ機能を代償する時間がないか、代償機転が十分でないような重篤な障害が起こり招来される病態である」と定義されています。臨床的に急性心不全は、①急性心原性肺水腫、②心原性ショック、③慢性心不全の急性増悪の3つに分類されます。

　慢性心不全は、「慢性の心筋障害により心臓のポンプ機能が低下し、末梢主要臓器の酸素需要に見合うだけの血液量を絶対的にまた相対的に拍出できない状態であり、肺または体静脈系にうっ血をきたし生活機能に障害を生じた病態」と定義されています。

左心不全と右心不全

●左心不全の特徴

　肺うっ血に由来する症状としては、呼吸困難が代表的です。左心機能が障害されると、左心室への血流のうっ滞が起こり、左室拡張末期圧、左房圧、肺静脈圧、肺毛細血管圧の上昇を招き、肺うっ血を起こします。肺にうっ血した血液は、肺胞から染み出し、肺水腫となり、呼吸困難を引き起こすのです。これを**心原性肺水腫**と呼びます。呼吸困難を生じる活動量をもって、その重症度を分類する、NYHA＊の心機能分類があります。

▼NYHA心機能分類

クラスI	日常の労作で症状は出ない。心不全であることを自覚していない人もいる。
クラスII	階段や坂道を上るなど、比較的強い労作で症状が出る。
クラスIII	日常の労作で症状が出る。
クラスIV	動くだけで症状が出る。安静にしていても心不全や狭心症様の症状があり、動くとさらに悪化する。

＊**NYHA**　New York Heart Associationの略。

● 右心不全の特徴

右心不全は体うっ血に由来します。右心不全の原因としては、左心不全に続発する二次性のものが大半であり、進行は左心不全より緩やかであり、慢性の経過をたどることが多いといわれます。下腿に浮腫がみられ、体重の増加、肝腫大もみられます。右季肋部や心窩部の膨満感を認め、腸管のうっ血により、食欲不振や嘔気・嘔吐、便秘などの消化器症状を呈することもあります。体重の変化は極めて重要な所見です。

● LVEFによる分類

近年、心不全の分類として左室収縮能による分類が多用されるようになりました。大きくはLVEF（左室駆出率）が低下した心不全（HFrEF）とLVEFの保たれた心不全（HFpEF）に分類されます。

▼LVEFによる分類

定義	LVEF	特徴
LVEFの低下した心不全（HFrEF）	40％未満	収縮不全が主体
LVEFの保たれた心不全（HFpEF）	50％以上	拡張不全が主体
LVEFが軽度低下した心不全（HFmrEF）	40％以上50％未満	境界型心不全
LVEFが改善した心不全（HFpEF improved）	40％以上	LVEFが40％未満だったが治療過程で回復した患者さん群

column

腎血管性高血圧

高血圧性の心不全では、突然の肺水腫が起こり、夜中に呼吸困難で運ばれてくることがあります。低酸素血症はショックと同様に治療の優先度が高い病態の1つです。まだ新人のころ、夜間に起座呼吸で運ばれてきた患者に、すぐに挿管し、呼吸器管理をしていました。なんと乱暴な治療法なのかと思いましたが、その後、降圧剤と利尿剤投与で、翌朝には改善され抜管してしまい、何が何だか、私には展開が速すぎて理解ができさせんでした。そして、朝一番で、検査の技師さんが心エコーではなく、腎動脈エコーをしているのです。エコーが終わると、治療の指示が出て、患者はカテーテル室へ。そして、心臓のカテーテルではなく腎動脈のPTRA治療をしてくるのです。心不全といわれて、まさかの腎動脈狭窄の治療だなんて、腎血管性高血圧は侮れません。

心臓弁膜症

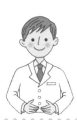

心臓弁膜症とは、老化や感染など様々な原因で心臓の弁に肥厚や変形が起こり、正常に機能しなくなった状態のことです。弁が十分に開放しない場合を**狭窄症**、完全に閉鎖しない場合を**閉鎖不全症**と呼びます。閉鎖不全症では、逆流が起こってしまうため**逆流症**とも呼びます。狭窄症と閉鎖不全症が同時に起こることもあります。弁の機能や、特徴・構造といった解剖生理を理解することは、疾患を理解するうえで重要です。

大動脈弁狭窄症（AS*）

様々な原因（動脈硬化・リウマチ熱・二尖弁など）で大動脈弁の性状が硬化し、血液の通過できる面積が狭くなる病気です。はじめは症状を伴わず進行します。進行すると、狭心症のように胸が痛くなったり、失神したり、心不全になるなどの症状を呈するようになります。また、突然死の可能性があるといわれます。

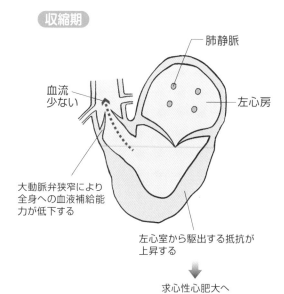

収縮期

肺静脈

左心房

血流少ない

大動脈弁狭窄により全身への血液補給能力が低下する

左心室から駆出する抵抗が上昇する

↓

求心性心肥大へ

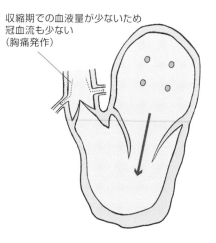

拡張期

収縮期での血液量が少ないため冠血流も少ない（胸痛発作）

出典：『心臓血管外科看護』前田浩著、秀和システム、2020年

＊**AS** Aortic Stenosisの略。

大動脈弁閉鎖不全症（AR＊）

大動脈から心臓に血液が逆流してしまう病気が大動脈閉鎖不全症です。原因は、大動脈弁自体の異常として加齢や高血圧や感染症による弁の変化が挙げられ、大動脈の異常として大動脈瘤・大動脈解離、そして先天性の疾患（Marfan症候群など）が挙げられます。はじめは症状を伴わず進行します。進行すると、疲れやすくなったり、運動したときの息切れが強くなったり、夜間睡眠中に呼吸が苦しくなったり、寝ていられない心不全症状が強くなります。

心臓カテーテルでは、大動脈から直接、左心室へ逆流性にカテーテルを挿入し、左心室と大動脈の圧較差を測定することで、大動脈弁の狭窄を知ることができます。また、大動脈弁の位置で造影することで、視覚的に大動脈弁の逆流の様子を見ることができます。

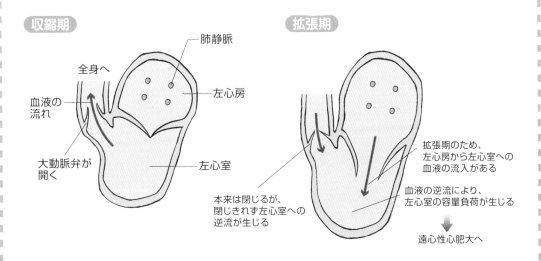

出典：『心臓血管外科看護』前田浩著、秀和システム、2020年

僧帽弁狭窄症（MS＊）

左心房と左心室の間にある僧帽弁が狭窄し、左心房から左心室に血液が流れにくくなる病気です。原因は、ほとんどが小児期にかかったリウマチ熱です。リウマチ熱罹患者の減少に伴い、最近では徐々に発症数が減少しています。心房への逆流により、徐々に左心房が拡大し、心不全症状が出現します。また、進行すると心房細動という不整脈が発症し、脳梗塞などの塞栓症の原因となるので、手術適応となります。

＊ **AR** Aortic Regurgitationの略。
＊ **MS** Mitral Stenosisの略。

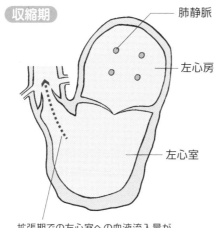

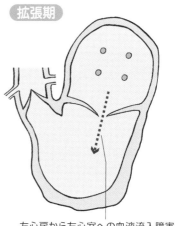

収縮期 / 拡張期

肺静脈

左心房

左心室

拡張期での左心室への血液流入量が
少ないため、全身への血液供給も少なくなる
（心拍出量の低下）

左心房から左心室への血液流入障害が
発生している

出典：『心臓血管外科看護』前田浩著、秀和システム、2020年

僧帽弁閉鎖不全症（MR*）

　僧帽弁を支える腱索という組織が切れたり伸び
たりして、僧帽弁の位置がずれてしまうことで起
きる僧帽弁逸脱症が、主な原因となっています。
原因としては、虚血性と非虚血性があります。メ
カニズムとしては、機能的（functional MR）お
よび器質的（organic MR）なものがあります。ほ

かには、心房細動が原因となり、拡大した左心房
により、弁輪が拡大して弁の接着が悪くなり、逆
流を起こすことがあります。また、感染性心内膜
炎による弁の崩壊などもみられます。進行する
と、僧帽弁狭窄症と同様に、心不全症状を呈しま
す。

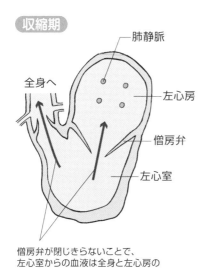

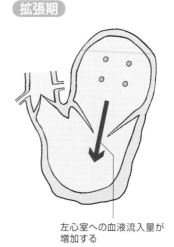

収縮期 / 拡張期

肺静脈

全身へ

左心房

僧房弁

左心室

僧房弁が閉じきらないことで、
左心室からの血液は全身と左心房の
2方向に流れる

左心室への血液流入量が
増加する

↓

求心性心肥大へ

出典：『心臓血管外科看護』前田浩著、秀和システム、2020年

＊MR　Mitral Regurgitationの略。

三尖弁狭窄症（TS*）

　右心房と右心室の間にある三尖弁の弁口が狭くなった状態で、右心房圧上昇による右心不全と、心拍出量低下が病態です。単発で発症することはまれで、原因のほとんどはリウマチ熱です。

三尖弁閉鎖不全症（TR*）

●**機能的三尖弁逆流**

　主に、左心不全の結果として右心室圧が上昇し、右心室拡大を生じ、同時に三尖弁輪が拡大することで、機能的三尖弁逆流を発症します。

●**器質的三尖弁逆流**

　先天性心疾患のエブシュタイン病、感染性心内膜炎や、ペースメーカーリードの通過によるものなど、三尖弁の構造に障害が起こることで、逆流を招く状態です。

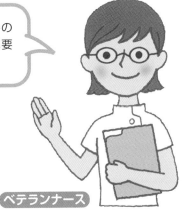

心臓の疾患を理解するためには、弁の機能や特徴・構造などを理解する必要があります。

ベテランナース

＊ TS　Tricuspid Stenosisの略。

＊ TR　Tricuspid Regurgitationの略。

心筋症

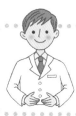

心筋症とは、心臓の筋肉そのものの異常で、心機能が低下する疾患です。心筋症は、肥大型心筋症（HCM）、拡張型心筋症（DCM）、たこつぼ型心筋症に分類されています。

肥大型心筋症（HCM）

心筋が変性する病気で、高血圧や弁膜症などの心肥大を起こす明らかな原因がないにもかかわらず、左室ないしは右室の壁厚が増大する疾患です。例えば、心尖部や心室中隔に部分的肥大を呈するのが特徴です。肥大した心筋は十分に拡張できない状態になります。左室拡張機能低下から、心不全を引き起こします。心筋肥大が進行すると、不整脈が出現することもあります。

さらに、大動脈弁に近い左心室の出口（左室流出路：LVOT）の狭窄による圧較差を伴う場合を閉塞性肥大型心筋症（HOCM）、そうでない場合を非閉塞性肥大型心筋症（HNCM）と呼び、前者の方が重症となります。

拡張型心筋症（DCM）

原因不明の心筋の病気です。心筋の収縮力が低下し、左心室の壁が薄くなり、心臓の中の容積が大きくなり、心臓のポンプ機能が低下します。収縮力低下により、十分な血液の拍出ができないた

め、うっ血性心不全や不整脈、血栓塞栓症といった病気を起こしやすくなります。中でも、左室の拡大が顕著に認められます。

たこつぼ型心筋症

突然発症し、左心室心尖部の一過性収縮低下をきたす心疾患です。1990年に日本で命名された二次性心筋症で、高齢の女性に多く、強い精神的・肉体的ストレスのあとに引き起こされるとの報告があります。性差は男：女＝1：7といわれます。症状は、突然発症の胸痛・呼吸困難で、前壁中隔領域の急性冠症候群に類似した症状と、心電図所見をきたします。診断を確定するためには、心臓カテーテル検査が必要です。冠動脈には明らかな異常がみられず、左心室造影では、本来円錐形の心室において心尖部の動きが消失し、逆に心基部が過剰収縮し、その名のとおり「たこつぼ」のような形に見えるのです。

▼名前の由来は特徴的な左室造影所見

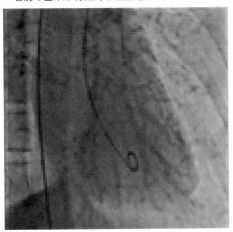

`拡張期`

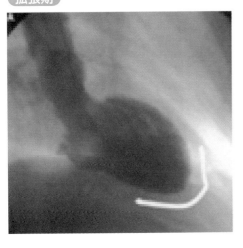

`収縮期`

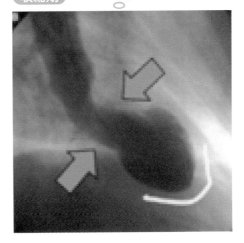

収縮期にも心尖部がほとんど収縮していないため、収縮末期の造影がたこつぼのように見える

心筋症疾患では、カテーテル検査の際に、心筋生検を行うことがあります。まれに、心筋を傷付けてしまい、心筋穿孔（せんこう）から心タンポナーデを起こすことがあるため、術中から術後にかけて、患者のバイタルサインや胸部症状に変化がないか、注意して観察を行う必要があります。

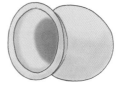

▲たこつぼ

冠動脈疾患

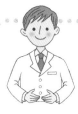

一言で冠動脈疾患といっても、様々な病態があります。緊急性が強く、カテーテル治療が必要な疾患や、内服治療で経過観察が可能な疾患などです。まずは、分類およびそれぞれの疾患の特徴を知ることが必要です。

▼冠動脈疾患

冠動脈疾患
- 冠攣縮性狭心症
- 労作性狭心症
- 不安定狭心症
- 急性心筋梗塞

労作性狭心症 (EAP*)

　その名のとおり、労作時に症状が出る狭心症のことです。重い荷物を持ったり、階段の上り下り、運動をした際に、胸が締め付けられるというような、胸部症状の自覚が現れます。

　動脈硬化により、血管内が狭くなり、労作時に十分な血液・酸素を心筋へ供給できず、需要と供給のバランスが崩れ、胸痛の症状が出現します。原因は、高血圧、脂質代謝異常、糖尿病、喫煙・運動不足といった生活習慣などにより、動脈硬化をきたしていることがあります。労作性狭心症で

は、ニトログリセリンが有効です。しかし、放置すると、血管の狭窄が進み、不安定狭心症へ移行していく危険があるため、症状出現時は、すぐに検査・治療をする必要があります。この時期に治療ができると、心筋のダメージが少なくて済むのです。

　どんなときに症状が出るのか聞くことで、労作性狭心症かどうかの判断ができます。ただし、似た症状のある弁膜症疾患の可能性もあるため、心エコーでの評価が有効となります。

＊EAP　Effort Angina Pectorisの略。

冠攣縮性狭心症（VSA*）

通常は冠動脈に病的な狭窄はないのですが、ストレスや、交感神経の興奮により、冠動脈が痙攣を起こし、一時的に狭窄を起こす疾患です。主に、心臓の表面を走行する比較的太い冠動脈が一過性に異常収縮した状態と定義されています。冠攣縮性狭心症発作は、特に夜間から早朝にかけての安静時に起こりやすいといわれ、その発作の約6割は自覚症状のない無症候性発作だといわれます。労作時に症状が出現することもありますが、多く

は夜間から早朝に起こります。その理由には、夜間から早朝にかけての安静時には副交感神経が亢進しており、その末端からアセチルコリンが分泌されていることが関係しているといわれます。この作用を利用したものが、冠攣縮性狭心症の診断に用いる**冠攣縮薬物誘発試験**です（誘発試験の詳細についてはchapter 3に記載しています）。発作予防には、硝酸薬、カルシウム拮抗薬などの血管拡張薬が有効です。

急性冠症候群（ACS*）

ACSは、冠動脈に形成された動脈硬化性プラークが破綻し、脂質成分が血管内へ放出されて血栓が形成され、冠動脈内腔が閉塞・再閉塞することで、心筋虚血を生じる病態です。不安定狭心症、心筋梗塞が含まれ、いずれも緊急対応が必要となります。

不安定狭心症（UAP*）

冠動脈の狭窄の多くは、冠動脈の血管壁に「LDLコレステロール」などがたまってできたプラークが大きくなり、血管の内腔が狭くなって起こります。**不安定狭心症**では、このプラークという脂肪の塊が破綻します。そのとき、破綻した血管を修復しようとするメカニズムが働き、血小板が活性化し、血小板凝集作用により血栓ができます。不安定狭心

症では、この血栓が血流の流れを阻害することで、冠動脈の虚血を引き起こします。プラークの破綻は予測できず、労作時でも安静時でも出現します。症状の出現が不安定であるため、このように呼ばれます。不安定狭心症は、心筋梗塞へ移行しやすいため、すぐに治療の対象となります。

* **VSA**　Vasospastic Anginaの略。
* **ACS**　Acute Coronary Syndromeの略。
* **UAP**　Unstable Angina Pectorisの略。

急性心筋梗塞（AMI*）

プラークが破綻し、血小板凝集作用でできた血栓が冠動脈を完全に閉塞することにより、心筋に血液が届かなくなって、心筋が壊死してしまい、心筋梗塞を起こします。ときに、プラークの破綻だけでなく、心房細動でできた血栓が冠動脈に詰まってしまったり、感染性心内膜炎という病気で心臓の中にできた菌の塊（疣腫：vegetation）が飛び、冠動脈の閉塞を招き、心筋梗塞を発症することもあります。このような、冠動脈以外の心臓内部で生じた血栓や異物が冠動脈内に入り込み血流を止めてしまうことを**冠動脈塞栓症**と呼びます。多くの場合は強い胸痛を訴えますが、心筋梗塞の症状は多様であり、胸部の圧迫感、肩への放散痛、顎や歯の痛みを訴える患者もいます。心窩部の違和感・悪心・嘔吐・冷や汗などもあります。高齢の患者や糖尿病患者では、痛みを感じにくく、自覚症状がない、もしくは軽いため発見が遅れるケースもあります。

怖くて、難しい心筋梗塞!?

循環器で働く看護師にとって、心筋梗塞や胸痛発作の患者をみることは、とても怖いことだと思います。ましてや、初めての循環器病棟勤務であればなおさらです。正確に、素早く判断しなければならないと思えば思うほど、難しいものです。確かに、報告や判断の迷いは、治療の遅れにつながります。また、患者の様態も刻々と変化し、急を要する対処が必要です。

心筋梗塞、不安定狭心症で重要なのは、早く血行再建を行うことです。血流が途絶え、時間が経てば経つほど、心臓の筋肉は虚血で壊死してしまいます。ダメージを受けた心筋は、元には戻らないのです。血行再建のための目安である**Door-to-balloon time（DTBT）**とは、急性心筋梗塞の患者が病院に到着してから、再灌流療法（閉塞した冠動脈の血流を再開させる治療）が開始されるまでの時間のことをいいます。一般的に「90分以内」が目安とされています。特に、ST上昇型急性心筋梗塞（STEMI）では、病院到着から血流再開までの時間が延びるほど、予後不良と報告されています。

では、私たち看護師がすべき対応は何でしょう？

●**患者の異常に気付くこと（入院中の患者であれば、いつもと違うな？ と感じることが重要）**

・30分以上持続する胸痛を訴えている。放散痛がみられる。
・顔色が悪い。
・冷や汗をかいている。
・血圧が低い。嘔気・嘔吐がみられることもある。
・意識がもうろうとしている。
・心原性ショックを起こしている患者では、予後は特に不良になる（Killip分類）。

＊ **AMI** Acute Myocardial Infarction の略。

● DTBTを意識し、すぐに緊急カテーテルを行える準備をする

以下の点を確認します。

・発症時刻と来院時刻。
・症状の有無：狭心症の症状には、硝酸薬が効きます。心筋梗塞では、とても強い痛みを伴うため、麻薬を使わなければ胸痛がとれません。麻薬の使用時には呼吸抑制が起きるため、慎重投与する必要があります。
・胸痛の程度（0〜10で表現することが多い）：痛みは、治療の際の目安にもなります。痛みや胸部症状が0になる人もいれば、治療後も1〜2と残る人や、再梗塞を起こして胸の痛みを訴える場合もあるため、自覚症状をこまめに確認することが重要です。

● カテーテル治療に必要な検査の実施：心電図（ST変化、頻脈か徐脈か）

胸部症状があり、STが上昇していればST上昇型急性心筋梗塞と考えて間違いないでしょう。

心電図上でSTが示すのは、心筋の状態です。

STが下降していれば、心内膜側のみの虚血を表します。

STが上昇していれば、心外膜側までの虚血を表します。冠動脈が完全に閉塞し、心筋が虚血していることを意味します。

心筋の虚血は、冠動脈の血液供給が障害されることで、内膜側からジワジワと筋肉が酸欠のような状態に陥ります。心外膜側まで虚血が起こるということは、冠動脈からの血流が途絶え、心筋に大きなダメージが起きていることを表すのです。

病棟の3点誘導のモニター心電図で、あれっ？と感じた場合には、12誘導心電図をとり、異常がないか確認することも必要です。高齢者や、糖尿病の患者では、無症候性の心筋梗塞を発症している場合があります。

心筋梗塞の鑑別

一般的に、胸部痛・背部痛などがある場合は、まず心筋梗塞を疑います。心筋梗塞との鑑別を要する重要な疾患には、緊張性気胸、大動脈解離、急性心膜炎・心筋炎、肺梗塞、食道破裂などがあり、どれも緊急を要します。尿管結石は、七転八倒するような突然の背部痛を伴うといわれ、大動脈解離を疑う症状がみられます。胸が痛いと患者が言ったとき、何が起こっているか原因検索をする際に、類似する疾患を消去法で観察することも必要です。

データから読み解く、重症度

● 採血

一般的に、緊急で入院した際の検査項目には、生化学・血清・感染症・血液凝固・特殊項目（BNPやミオグロビン・心室筋ミオシン軽鎖Ⅰ・心筋トロポニンT）があります。その他、心筋梗塞で上昇・異常値がみられる項目は、WBC・GOT・GPT・CPK・CPK-MBです。

▼緊急で入院した際の検査項目

検査項目	意義
CPK-MB	発症後3〜8時間で出現し、12〜14時間でピークに達する。心筋由来のタンパク量を測定し、心筋梗塞の判定に広く用いられる。
ミオグロビン	急性心筋梗塞では、発症後約1時間から上昇し、6〜10時間でピークに達する。
心室筋ミオシン軽鎖Ⅰ	心筋の障害や、壊死を示す。発症後4〜12時間後に上昇し、7〜14日間持続する。
心筋トロポニンT	心筋壊死を示す生化学マーカー。高感度のものでは、発症2時間以内に上昇する。

● 心エコー（壁運動の評価）

心エコーでは、カテーテル検査前の心筋の壁運動の様子、乳頭筋の断裂による急性のMRの発症、心嚢液貯留、VSPなどの合併症が起きていないかを観察します。どこの心筋の壁運動が低下しているかを確認することで、カテーテル検査前に、責任病変の血管を大まかに把握することができます。

● 機械的合併症

・心室中隔穿孔（VSP）
・僧帽弁乳頭筋断裂
・左室自由壁破裂

これらは、急性心筋梗塞発症後1週間以内に起こることが多いです。

● 心電図

心筋梗塞の部位によっては、心電図上のST上昇がわかりにくいケースもあります。例えば、後壁の心筋梗塞では、心筋が心電図の電極の真後ろ側にあるため、ST上昇がみられません。心筋梗塞で、STが上昇する誘導を参考にするとよいです。

▼梗塞部位とST変化

梗塞部位	Ⅰ	Ⅱ	Ⅲ	aVR	aVL	aVF	V1	V2	V3	V4	V5	V6	主な閉塞部位
前壁中隔							○	○	○	○			左前下行枝
側壁	○				○						○	○	左回旋枝 対角枝
下壁		○	○			○							右冠動脈
後壁							※	※					左回旋枝

※：R波増高

▼前壁筋梗塞患者の心電図 (V1～V3でSTが上昇している)

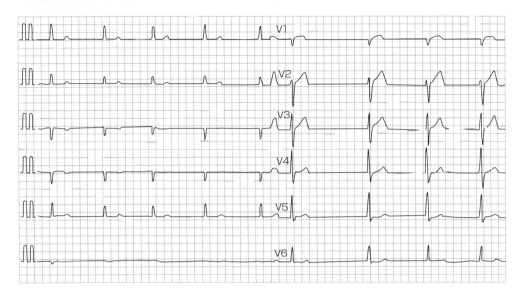

▼血栓閉塞 (左) とステント留置 (右)

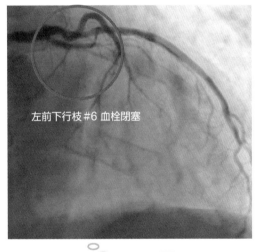

左前下行枝 #6 血栓閉塞

ほぼ根元から閉塞している場合は、心筋のダメージが大きいので要注意

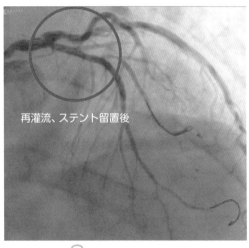

再灌流、ステント留置後

血流は戻っても心筋のダメージは考えられるので、心電図変化や採血データで要チェック

MEMO

chapter 3

心臓カテーテル検査とは

カテーテルという管を経皮的に挿入して行う、心臓の精密検査です。

多くの場合、冠動脈に対するカテーテル治療を指しますが、

カテーテルで行える検査や治療は多岐にわたります。

ここでは、主な検査・治療内容について説明していきます。

心臓の精密検査

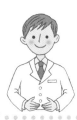

カテーテルで行える主な検査には、「循環動態検査」「冠動脈造影」「左室造影」「大動脈造影」「心内膜心筋生検」などがあります。循環動態検査では、心室・心房内の酸素飽和度測定によるシャント疾患の評価なども行います。疾患の確定診断のため、心筋症などでは心筋生検等を行うこともあります。血管内にカテーテルを挿入することで、そのカテーテルを通し、種々の器具を挿入して血管内の検査や治療を行うことができます。

✚ 血管撮影装置について

血管撮影装置は、管球から放射線が出て、その画像がモニターに表示される仕組みとなっています。

▼シングルプレーン

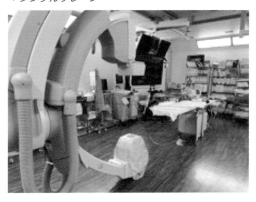

▼バイプレーン

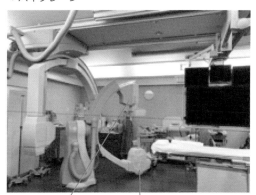

放射線撮影装置　　管球

血管撮影装置には**シングルプレーン方式**と**バイプレーン方式**があります。

バイプレーン方式では、一度の造影で2方向からの撮影が可能となるため、造影剤を多く使用できないような、腎機能が低下した患者などの検査で使用します。

▼実際のカテーテル室の様子

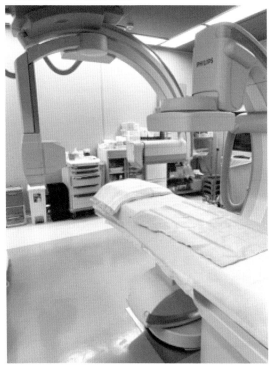

　血管撮影装置は、X線を出力するX線管と、患者の体を通過したX線を受けるためのX線検出器（I・I）やFPDをC形にしたCアームで構成されています。Cアームは左右（LAO、RAO）、頭尾方向（Cranial、Caudal）、および上下へ自由に動かすことができます。血管撮影の際に、多岐にわたる血管走行に対し、血流の描出を行い、多方向から観察するためです。血管造影装置は、リアルタイムで動画像を描出できることが特徴です。しかし、X線を使用するため、多くの画像を収集するほど、X線を患者に照射することになり、患者のX線被ばくが多くなることに注意が必要です。

血管造影装置は、リアルタイムで動画像を描出できることが特徴です。

新人ナース

画像の種類

　冠動脈造影では主に、血管と骨および臓器などが描出されたDA画像を用います。

▼DA画像
　冠動脈

大動脈

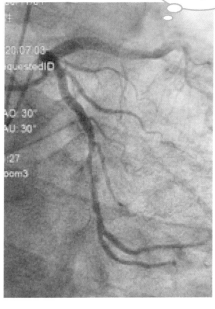

CAGと呼ぶことが多い

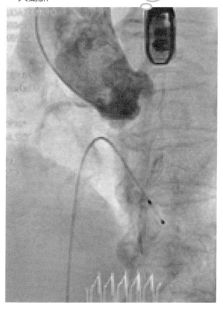

大血管ではAOGと呼ぶことが多い

　大血管および下肢の造影では、デジタルサブトラクション血管造影 (DSA) という、骨の像を消去し、血管のみを描出する方法もあります。少ない造影剤での検査が可能ですが、被ばく量が大きいことが問題です。呼吸や体動の影響で画質の劣化が起きやすいのが欠点です。

▼DSA画像

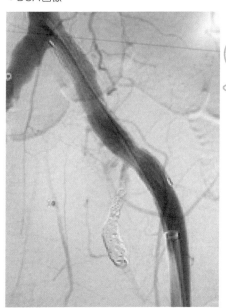

骨が消去されている

▼撮影角度とその呼称

●頭尾の方向
患者さんの頭側（Cranial）

患者さんの尾側（Caudal）

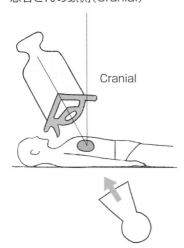

Cranial

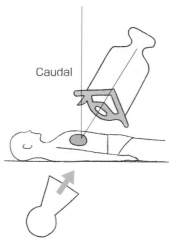

Caudal

●左右の方向
患者さんの左側
（左前斜位：Left Anterior Oblique：LAO）

患者さんの右側
（右前斜位：Right Anterior
Oblique：RAO）

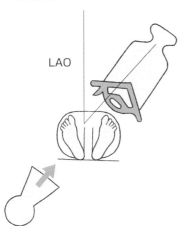

LAO

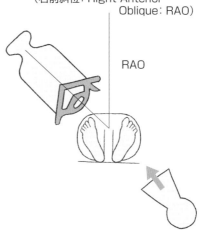

RAO

出典：『今さら聞けない心臓カテーテル 改訂第2版』濱嵜裕司、撮影角度のよび方、メジカルビュー社、2013年

心臓の精密検査

　カテーテルで行える主な検査には、「循環動態検査」「冠動脈造影」「左室造影」「大動脈造影」「心内膜心筋生検」などがあります。循環動態検査では、心室・心房内の酸素飽和度測定によるシャント疾患の評価なども行います。疾患の確定診断の

ため、心筋症などでは心筋生検等を行うこともあります。血管内にカテーテルを挿入することで、そのカテーテルを通し、種々の器具を挿入して血管内の検査や治療を行うことができます。

カテーテルの穿刺アプローチ部位

　それぞれのアプローチ部位には、メリット・デメリットが存在します。また、治療法により、穿刺部位が限られることもあります。最近では、遠位橈骨動脈への穿刺（DRA）が増えています。メリットは、止血が容易であり、カテーテル抜去後、

3時間の圧迫止血でほぼ問題なく終了することです。患者にとっても、術後から手が自由に使えるため、安静による行動制限などのストレスが軽減されています。

▼主な穿刺アプローチ部位

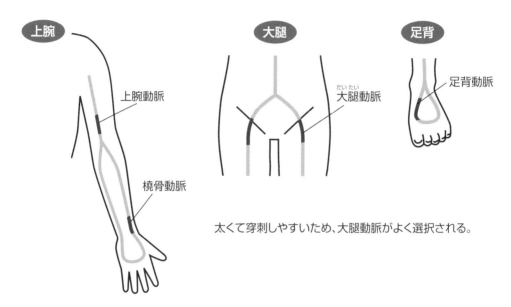

太くて穿刺しやすいため、大腿動脈がよく選択される。

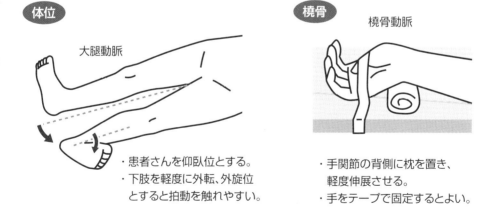

・患者さんを仰臥位とする。
・下肢を軽度に外転、外旋位とすると拍動を触れやすい。

・手関節の背側に枕を置き、軽度伸展させる。
・手をテープで固定するとよい。

出典：『ICU看護のキホン』レアネットドライブ ナースハッピーライフ編集グループ著、秀和システム、2016年

▼遠位橈骨動脈と橈骨動脈

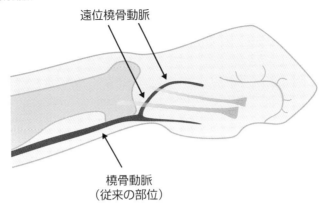

遠位橈骨動脈

橈骨動脈
（従来の部位）

➕ 右心カテーテル検査

　心機能を評価する右心カテーテルでは、**スワンガンツカテーテル**を用います。測定する項目は、肺動脈楔入圧 (PCWP)：正常値4〜12mmHg、肺動脈圧 (PAP)：15〜30/4〜12mmHg、右室圧 (RVP)：15〜30/1〜7mmHg、右房圧 (RAP)：1〜5mmHg、熱希釈法による心拍出量 (CO)：3.5〜7.0L/分、COを体表面積で割った心係数 (CI)：2.5〜4.0L/分/m²があります。

　スワンガンツカテーテルを用いて、様々な血管および心臓内部のサンプリングを行い、血中酸素濃度を測定することで、心大血管系のシャントの存在を確認し、そのシャントの流れる左右の方向や、流れている短絡血流量の判断が行えます。先天性心疾患などの血行動態を評価することもできます。右心機能と左心機能や心不全の重症度、心房中隔欠損症など先天性心臓病の重症度を診断することができ、手術適否の判断にもつながります。PCWPの上昇 (＞18mmHg) は、肺水腫からの低酸素血症を引き起こします。

▼スワンガンツカテーテルの構造

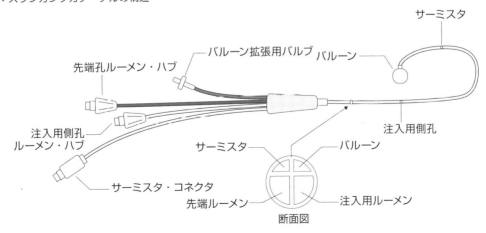

サーミスタ

バルーン拡張用バルブ　バルーン

先端孔ルーメン・ハブ

注入用側孔

注入用側孔
ルーメン・ハブ

サーミスタ

バルーン

サーミスタ・コネクタ

先端ルーメン

注入用ルーメン

断面図

出典：『循環器看護のキホン』中澤真弥著／雑賀智也監修、秀和システム、2020年

▼サンプリング採取部位

上大静脈	上部（無名静脈結合部付近）　upper SVC 下部（右心房結合部付近）　　lower SVC
右心房	上部　upper RA 中部　mid RA 下部（または三尖弁付近）　lower RA
下大静脈	上部（横隔膜直下）　upper IVC 下部　lower IVC
右心室	流入部　RV inflow 中央部　RV mid 流出部　RV outflow
主肺動脈	main PA
右肺動脈	Rt PA
左肺動脈	Lt PA
肺動脈楔入圧	PCWP
左心室	LV
上行大動脈	Aorta
下行大動脈	動脈管より遠位部

左心カテーテル検査

　左心カテーテルでは、左室圧（LVP）、大動脈圧（AOP）の測定を行います。これは大動脈弁狭窄症の評価に、非常に有効です。しかし、現在は心エコーの精度も高まり、治療前には、これらの測定を低侵襲検査で行うことが多くみられます。大動脈弁狭窄症の多くは、動脈硬化疾患を併発しているため、冠動脈造影の際に、大動脈弁の狭窄をカテーテルで一緒に評価してくることがあります。

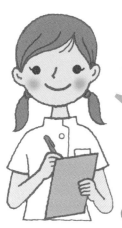

スワンガンツカテーテルを理解すると、アセスメントの幅が広がるのですね。

新人ナース

心血管造影検査

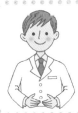

冠動脈にカテーテルを進め、造影剤を注入し、その画像から冠動脈の疾患検索や、状態の確認を行います。冠動脈造影で観察できる血管は、心筋表面を走行する心外膜側冠動脈ですが、ほかにも末梢の心筋内を網状に走行する細小動脈や、心筋内毛細血管などがあります。

冠動脈造影（CAG*）

　冠動脈造影（CAG）は冠動脈を造影し、狭窄部位や梗塞がないかを確認します。病変枝の観察良好な方向での撮影ならびにコラテラール（側副血行路）の存在の確認をします。狭窄がある場合には、狭窄病変に対して血流量がどの程度低下しているかを調べるために、FFR（後述）の計測を行います。

▼実際の冠動脈造影の画像

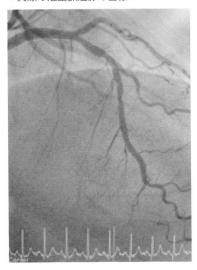

▼FFRの計測

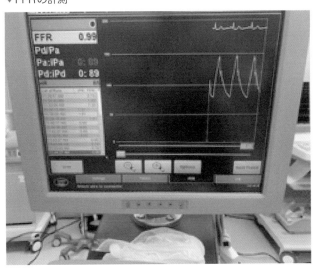

* **CAG**　Coronary Angiographyの略。

●冠動脈の狭窄は、ほかにどのように評価するのか？

　最近では、冠動脈CTを用いることが多くなりました。冠動脈CT検査では、造影剤を静脈注射し、心電図と同期させながらCT撮影を行うことで、カテーテル検査よりも少ない侵襲度で、評価することができます。中には、冠動脈だけではなく、全身の血管病変が隠れている場合もあるのですが、造影CTの際に、冠動脈に加えて全身の血管も併せて撮影することができ、患者にとっても負担が少なくて済みます。

▼冠動脈CT

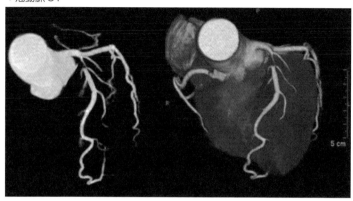

冠血流予備量比（FFR＊）

　冠動脈造影（CAG）で、冠動脈狭窄が75％以上の場合には冠血流予備能が障害されるといわれています。75％以上の狭窄を**有意狭窄**と呼び、ひと昔前は、見た目の狭窄率でカテーテル治療や冠動脈バイパス手術の適応根拠としていました。しかし、冠動脈狭窄に対する治療目標は、症状（狭心症）の軽減と生命予後の改善です。造影の視覚判定は、観察者の主観であり、見た目の病変が虚血を生じうるかという判断は困難です。

　そこで、冠動脈狭窄の客観的な重症度評価法として、現在は主にFFRの計測が行われています。理論上、正常血管のFFR値は1.0であり、狭窄病変では値が低下します。0.75以下になると虚血を生じうると考えられ、0.80未満では、治療適応と考えられています。無症候性心筋虚血（SMI＊）の診断にも有効です。

　FFRは最大充血状態で測定する必要があるため、次に述べる薬剤負荷が必須ですが、近年は薬剤負荷が不要の簡便な安静時指標と呼ばれるもの（iFR、RFR、DFR、dPR）が普及しつつあります。

●FFR測定時の注意

　測定時には、塩酸パパベリンの冠動脈内注入、アデノシン三リン酸（ATP）の静脈内持続投与が行われます。塩酸パパベリンの投与により、まれにtorsade de pointesからのVTを生じることがあるため、すぐに電気的除細動（DC）が行えるよう準備が必要です。また、ATP使用時は、動悸や胸部不快などの症状が出現するため、患者へ十分に説明を行い、症状出現時は速やかに対処することが重要です。ちなみに、喘息患者では、ATPが気管支収縮を誘発するため禁忌となります。必ず使用前に患者へ喘息の有無を確認します。

＊**FFR**　Fractional Flow Reserveの略。
＊**SMI**　Silent Myocardial Ischemiaの略。

アセチルコリン負荷

アセチルコリンを冠動脈内に注入し、冠動脈の攣縮（スパズム）を誘発し、VSA（冠攣縮性狭心症）を診断します。アセチルコリン負荷をかけると、副交感神経が刺激されるため、一時的に高度徐脈や房室ブロックが起こることがあります。必ず、バックアップとして一時的ペースメーカー（TPM）を留置します。患者へは、冠攣縮を誘発するため、動悸や胸部症状が出現することを伝えます。

アセチルコリン負荷検査が予定されている患者へは、当日朝より休薬すべき薬剤があるため、検査を安全に受けられるように、患者への休薬指導も重要です。

休薬すべき薬剤：Ca拮抗薬・亜硝酸剤などの血管拡張作用薬

▼アセチルコリン負荷への対応

シース挿入	・動脈シース：4Fr（橈骨動脈） ・静脈シース：6Fr（一時的ペースメーカー用とする）
CAG	・薬剤注入前の冠動脈の状態を撮影する。 ・検査のため、TPMのバックアップサポートを開始する。
アセチルコリン負荷開始	・LCA：50μg・100μg 冠動脈内注入負荷 ・RCA：50μg 冠動脈内注入負荷
症状の有無	・スパズムが出現するか観察。出現時は胸痛が起こることを、十分に患者へ説明する。
スパズムの介助	・徐脈出現時は、TPMを開始する。スパズムの出現時は、ニトロールを冠動脈内注入し、ミオコールスプレーを舌下に使用し、症状を解除する。血圧の低下や、悪心・嘔吐に注意が必要。
EGM負荷の追加	・アセチルコリンでの反応が陰性の場合には、次のEGM負荷試験へ進む。
症状の有無	・スパズムがみられた場合には、アセチルコリン負荷と同様の対応を行う。
CAG	・胸部症状が緩和されたことを確認し、冠動脈造影を行い、検査終了。

冠動脈CT検査は、患者に負担が少ないのでありがたいです。

患者さん

血行動態検査

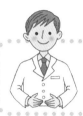

血行動態とは血圧、血流、脈拍動などに関するものを指します。データとして表すには、スワンガンツカテーテルを用います。

右心カテーテル検査

主に、スワンガンツカテーテルによる検査を意味します。スワンガンツカテーテルを用いることで、心内圧、循環血液量、血管抵抗などを数値で表すことができるのです。

▼主なスワンガンツカテーテルの適応

1. ショック
2. 急性心不全・慢性心不全の急性憎悪
3. 低心拍出量症候群（LOS）
4. 心臓手術直後
5. 心タンポナーデの診断

心不全の評価には、スワンガンツカテーテルで得られる情報が非常に有効で、フォレスター分類に心係数を当てはめて、治療の指標とします。

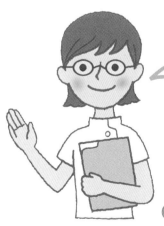

心不全の評価には、スワンガンツカテーテルで得られる情報が非常に有効で、フォレスター分類に心係数を当てはめて、治療の指標とします。

ベテランナース

電気生理学検査(EPS)

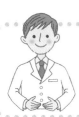

カテーテルを用いて心臓の電気活動を詳しく調べる検査です。体表からの心電図検査などではわからない心臓内の電気活動を調べ、不整脈機序を明らかにすることができる検査です。

電気生理学検査 (EPS)

EPSは、不整脈の伝導障害を評価するために洞結節、房室結節、His束、心室などの心内心電図のモニタリングを行う検査です。電極カテーテルを挿入し、電気刺激を加えながら心臓内部の電位を記録し、刺激伝導系の機能を調べる方法です。不整脈の原因精査や、治療を行うことができます。

● **EPSでできること**

・洞結節や房室結節の機能評価

・抗不整脈薬の作用機序と薬効の評価

・不整脈の発生機序や原因箇所の解明

・ペースメーカー埋め込み適応の判断・評価

・カテーテルアブレーション時の、刺激発生部位の検索

▼EPS時のモニター画面

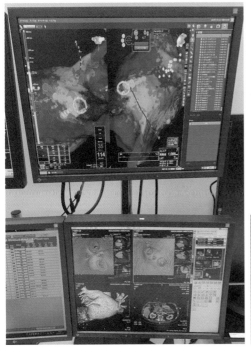

▼著者の勤務先のアブレーションでの、EPSモニター

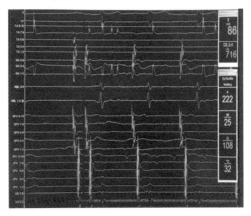

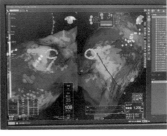

◀心臓内の電気興奮を可視化すマッピングシステム

心内膜心筋生検

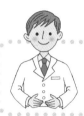

心筋症、心筋炎や特定心筋疾患において、心筋の組織学的検討のために行います。

心内膜心筋生検

　心内膜心筋生検とは、拡張型心筋症・肥大型心筋症やその他の二次性心筋症など、心臓筋肉の変性が疑われる場合に、心筋の一部を採取し病理的な検査を行うものです。心筋症は様々な原因によって起こります。その治療法も原疾患によって違います。心筋を採取し、病理学的検査により治療方針が決まるため、確定診断としての重要な役割を果たしています。検査方法としては、カーテ

ル検査時に静脈（左心室の場合は動脈）から、**生検鉗子（バイオトーム）** と呼ばれる小さな鉗子を用いて、2〜3mmの心筋組織を採取します。心室穿孔のリスク（0.3〜0.5％で発生）があるため、動脈圧モニターを慎重に観察し、胸痛の出現にも十分な注意が必要です。右室の方が、左室に比べ心室筋の厚さが薄いため、合併症が起きやすいといわれます。

▼心筋生検（左室心内膜心筋生検）

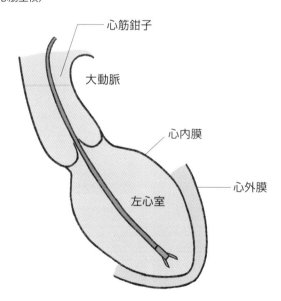

心筋鉗子

大動脈

心内膜

心外膜

左心室

血管内超音波検査（IVUS）

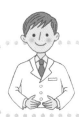

血管内超音波検査(IVUS)とは、先端に超音波探触子の付いたカテーテルを、血管内に挿入し、画像を描出する検査です。

血管内超音波検査

病変の観察を行うのに使用頻度の高いイメージングデバイスです。

▼著者の勤務先にあるIVUS機器と描出画像例

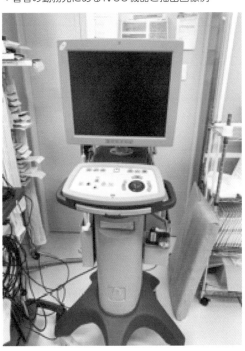

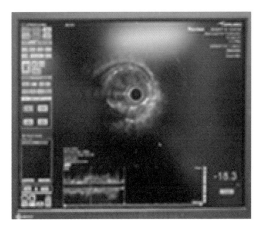

IVUS (Intravascular Ultrasound) あるいは**アイバス**とも呼びます。カテーテルの先端に超音波発信トランスデューサーがあり、冠動脈内に挿入し、血管断面図の情報を得ることができます。カテーテルの手技中に、血管径を測定し適切

なステントサイズなどを決める判断材料としてIVUSの画像を使用します。画面上、硬い部分 (石灰化など) は白く表示され、柔らかい部分は黒く表示されます。プラークの状態を観察することで、硬くて病変の拡張が困難かどうか、逆に柔ら

かくて末梢塞栓のリスクがあるかどうかなど、ある程度予測をたてます。デバイスの種類やサイズの選択をより正確に行うことができ、石灰化が高度な硬いプラークであればロータブレータやダイヤモンドバックで削り、カッティングバルーンの使用を検討することもあります。ステントの留置後もIVUSで仕上がりをチェックし、さらに大きくバルーンで後拡張する場合があります。

　カテーテルの手技中に、血管径を測定し適切なステントサイズなどを決める判断材料としてIVUSの画像を使用します。

血管内光干渉断層法（OCT）

　血管壁が、IVUSよりもクリアに見えます。石灰化の評価も、OCTの方が詳細を知ることができます。デキストランを注入するときがあり、撮影タイミングと合わないとクリアな画像が得られない、という欠点もあります。血管内の血液が流れている状態で、デキストランを使用したフラッシュ法造影剤のインジェクションでは、冠動脈に負荷がかかりすぎて、解離などの合併症を起こす場合があるので、そのリスクがある時は手押しでフラッシュ法を行います。

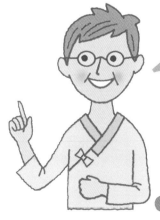

検査中は、何をしているか見えないけど、看護師さんや先生が適宜声をかけてくれるので、安心して検査を受けられました。

患者さん

血管内光干渉断層法(OCT)

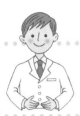

IVUSが超音波の反響をもとに画像を描出するのに対し、OCTでは近赤外線光に対する干渉をもとに画像を描出します。

血管内光干渉断層法 (OCT)

著者の勤務先では、IVUSとOCTの現時点での使用割合は、8：2くらいです。使用頻度はIVUSの方が高いのですが、OCTの方が血管壁などの表層部位がIVUSよりもクリアに見え、石灰化の評価では厚さなど詳細な状況を知ることができます。ステントの仕上がり（十分に広がっていない、血管壁にステントがくっついていないなど）もOCTの方がIVUSよりも評価しやすいです。

一方でOCTは、赤血球が写り込んでしまうため、造影剤などを血管内に注入し血球除去をしながらでなければ血管が見えず、その結果、造影剤量が増えてしまう傾向があります。また、冠動脈解離が生じた状況では使用しにくいといわれています。プラークの深部が見えにくく、本来の血管サイズがわかりにくい点がIVUSに劣るとされています。

冠動脈CT

最近では、CTによる画像の解像度が上がり、カテーテルまでの侵襲を受けなくても、造影CTでおおよその狭窄率を把握することができるようになりました。

▼冠動脈CTにおける画像

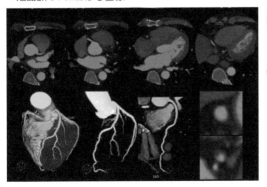

カテーテルを行わなくてもCTでとてもきれいに画像が描出される

▼CTでの狭窄評価

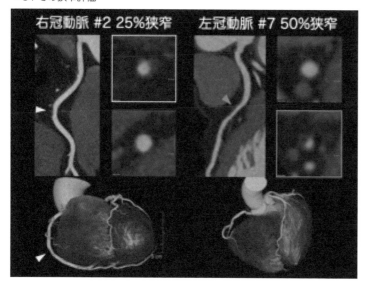

　さらには、従来はIVUSで把握していた狭窄の
状態も、画像解析により、プラークの付き方まで
を判断することができるほど、画像診断の質が向
上しています。患者に対するより低侵襲な検査
で、診断が行えるようになったのです。

▼プラークの付き方

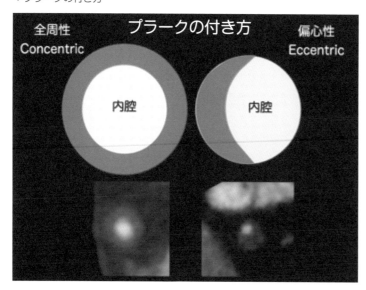

　現在では、様々な検査機器や画像診断手法の解
像度が向上し、同じ検査を行っても、より詳細な
病態の判断が行えるようになっています。どんな
検査があって、どんなことがわかるようになって
いるのか、名前だけでも知っておくとよいでしょ
う。

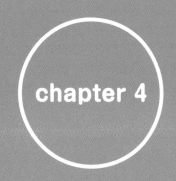

chapter 4

心臓カテーテル看護

検査に不安を抱える患者の代わりに、
全身状態や患者の変化にいち早く気付き、医師へ報告することが重要です。
また、心身の苦痛の軽減に努めるとともに、
患者さんの不安の軽減にも努めましょう。

施術前の看護

現在では、比較的ポピュラーな検査となり、患者の多くもカテーテル治療のことを理解していると思います。しかし、理解していることと、イメージがつかめていることは違います。「血管からカテーテルを入れるんでしょ？」と言われても、それは具体的に、どんな部屋で、どんな体位で行われ、何時間くらいかかるのか、その間は動けないこと、そして、どこの血管からどのように挿入し、術後には安静を強いられ、また動けなくなること……などをしっかりと説明しなければ、検査の痛みや恐怖心だけでなく、検査後の苦痛も大きくなりかねません。不十分な説明で、患者にとって有益になるべき治療が、不利益を生んではならないのです。

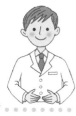

患者情報の聴取

施行前には、患者の情報収集を行い、検査・治療が安全に行えるよう準備しておく必要があります。また、患者が検査・治療をどのように受け止め、理解できているかを確認し、必要な情報提供を行い、不安を最小限とし、安心して検査・治療が受けられる環境を整えることが大切になります。

患者は、急性心筋梗塞でなければ、自覚症状があったり、健康診断などで指摘されて受診することが多く、まずは外来で、必要な検査や診察を行い、カテーテル検査・治療が必要かどうか決まります。検査が決まったら、外来看護師は、患者に検査の内容と入院の説明を行います。患者は、初めての検査・治療で、精神的にも強いストレスを受けることでしょう。医療者に言われるがまま、検査を受け、入院となり、不安を表出することもできないままになっているかもしれません。

▼収集したい患者情報

・病歴：今回のカテーテル治療に至る原疾患や症状の確認
・既往歴：糖尿病、腎疾患、透析患者か否か、乳がんの既往の有無
・ペースメーカーの有無：設定モードの確認
・内服薬：休薬すべき薬の有無
・インスリン使用の有無
・アレルギー：造影剤アレルギーの有無
・血液型、感染症の有無
・採血データ：クレアチニン、PLT、肝機能障害、貧血、凝固能
・緑内障・前立腺肥大症の有無
・心エコーの所見

情報から考えられる、看護アセスメント・ケア

●**認知機能・せん妄のリスクをアセスメントする**

　検査や治療の前後の流れをスムーズに進めるには、日常の会話の中で、説明の理解度を知る必要があります。せん妄を引き起こすと、治療が成功しても、安静度が守れず、他の合併症を起こす危険が考えられます。どこまでは自分ででさて、どのようなサポートが必要なのかを観察し、アセスメントしましょう。患者を知ることは、異常の早期発見、すなわち急変回避へもつながる大切なポイントです。

●**服薬内容の確認、休薬すべき薬剤の確認**

　休薬指導は、カテーテルを安全に受けるためには、非常に重要になります。

中止薬は、医師の指示どおりに中止されているか：糖尿病の患者で、**ビグアナイド薬**を服用している場合は、原則としてヨード剤使用検査の前後48時間の休薬が必要です。ビグアナイド薬は、インスリンの効きをよくし、血糖を低下させる特徴があります。肝臓で作用し、腎臓から排泄されるお薬です。普段、腎臓機能が正常な方でも、造影剤を使用する検査（造影CT、心臓カテーテル検査など）を受ける場合は、ビグアナイド薬の腎臓からの排泄が一時的に低下し、乳酸アシドーシスを起こす危険があるからです。

抗凝固薬：ワーファリンは、カテーテル検査当日を含む4日前より休薬しています。

インスリン使用の有無：検査により、食事時間の遅延や、禁食になることがあるため、インスリン使用中の患者には、きちんと説明を行う必要があります。

●**患者の薬剤アレルギー確認**

　カテーテル室で投与される薬剤（造影剤を含む）に対して、患者は副作用やアレルギー反応を起こすことがあります。事前に過敏症の有無とその対応指示を確認しておくことが大切です。前投薬の指示が出ているか確認しましょう。ただし、前投薬を使用しても予期せず発生してしまう場合もあるので、検査中の観察は重要です。造影剤アレルギー、キシロカインショック、消毒（ヨード、アルコール）過敏症では、嘔吐・呼吸困難・掻痒感・発赤・発疹・悪心・アナフィラキシーショックなどが出現します。

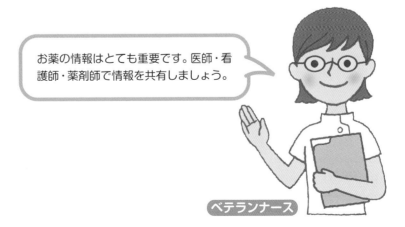

お薬の情報はとても重要です。医師・看護師・薬剤師で情報を共有しましょう。

ベテランナース

●ラテックスアレルギーの確認

医療材料の中にはラテックスのものが存在するため、事前に患者へ問診を行い、ラテックスアレルギーの有無も確認することが重要になります。

日常使用している処置用の手袋や、採血などで使用する駆血帯の素材が天然ゴムではないか確認する必要があります。

▼著者の勤務先で使用している問診票

ラテックスアレルギー問診票

お名前 _____ 様

1) 天然ゴム製品に対して、ショック症状を経験したことがある。	□はい 状況：	□いいえ
2) 天然ゴム製品に対するアレルギーがあると、医師に言われたことがある。	□はい 基となる検査結果： _____	□いいえ
3) 二分脊椎症、骨髄腫、骨髄異形成などの先天的な病気やその他の理由により、長期間繰り返し治療を受けた経験がある。	□はい 病名： _____	□いいえ
4) 天然ゴムを含む右記の日用品に対して、違和感を覚えたことがある。	□はい（○で囲む） 風船・手袋・湯たんぽ・ボール・ベルト・避妊具・靴・消しゴム・マスク その他：_____	□いいえ
5) 天然ゴム製品を使用したあと、右記のような症状を経験したことがある。	□はい（○で囲む） 呼吸困難・咳・鼻水・鼻詰まり、目のかゆみ、蕁麻疹、皮膚かぶれ、かゆみ その他：_____	□いいえ
6) 右記のような病歴がある。	□はい（○で囲む） 接触皮膚炎、喘息、花粉症、アトピー性皮膚炎、食物アレルギー、自己免疫疾患	□いいえ
7) 右記のいずれかにアレルギー反応を経験したことがある。 また、長期間（3か月以上）継続している。	□はい（○で囲む） イチジク、アボカド、キウイ、もも、りんご、バナナ、トマト、栗、パパイヤ、その他 □現在も　　□長期間	□いいえ
8) アレルギー反応があった場合、口の中、喉の粘膜だけだった。	□はい	□いいえ
9) アレルギー反応があった場合、蕁麻疹など全身に広がった。	□はい	□いいえ
10) 天然ゴム製品と接触する機会があるような職業についている。	□はい　　ゴム製品名：	□いいえ
記載日： 20 　年　　月　　日	確認看護師：	

「はい」が認められた場合、主治医の判断でアレルギーの診断が付き、対処方法（手術・処置）に関しては主治医が決定する。

● 喘息

　ATPが使えないため、FFRの検査はできません。また、アスピリン喘息の患者では、アスピリンの使用は禁忌となります。カテーテル検査後の穿刺部痛などに、NSAIDsなどを処方しがちですので、十分に注意する必要があります。湿布などの貼付剤にも、注意が必要です。

● 感染症

　医療従事者は、血液暴露の危険があるため、検査の前に、必ず感染症の有無を確認し、検査・治療中は、個人防護具を正しく使用することが大切です。患者の安全だけでなく、自身の安全を守ることも、とても大切なのです。

● 採血データ

腎機能：術前から腎機能が低下している場合には、造影剤の影響により、術後に造影剤腎症（CIN：Contrast Induced Nephropathy）を起こすリスクがあります。著者の勤務先では、SCrが1.3以上の場合、もしくは過去に1.3以上になったことのある患者には、術前からの生理食塩液の負荷投与を行っています。

　輸液によって、造影剤に起因する尿細管障害が軽減される主なメカニズムは2つあるといわれています。1つめは、尿細管での造影剤濃度を低下させることにより、造影剤の尿細管への直接的な作用を抑制することです。2つめは、血管内血漿量が増加するため、レニン・アンジオテンシン系、バソプレシンなどが抑制され、また、血管拡張作用があるNOやPGEの産生が抑制されないため、造影剤により起こる動脈収縮が抑制されると考えられていることです。術前・後の輸液はCIN予防に有効だというエビデンスも出ています（エビデンスⅡ　推奨グレード：A）。

貧血の有無、血液凝固能：検査後の止血に関し、凝固系の異常がないか確認しておくことが必要です。通常の止血では不十分で、広範囲の皮下出血を呈し、検査後に貧血がみられるケースもあります。高齢者では、普段から貧血がみられるため、検査後に貧血症状の助長を招き、離床の遅延、食欲不振などと、ADLが著しく低下してしまう危険もあります。

感染症：医療者の感染予防のため、感染症の有無を確認します。

電解質バランス：腎機能が悪い方の場合は、カテーテル検査前に、血清カリウムの値が高くないかを確認しています。まれに徐脈の原因が高カリウムのこともあります。腎機能が低下した高齢者などでは、果物などの摂取で、容易にカリウムが上昇することがあります。TPMを行う際に、透視下でCAGも行い、冠動脈の評価も行います。

● 緑内障・前立腺肥大症の既往がある患者

　カテーテル治療を受ける際に、検査に対する緊張から、副交感神経反射を起こし、徐脈になることがあります。徐脈に対し、多くは硫酸アトロピンを使用します。しかし、緑内障や前立腺肥大の疾患を持っている患者では、薬剤投与後に、その症状が強く出る場合があるため、注意が必要です。患者によっては、膀胱留置カテーテルを挿入しますが、カテーテルでの止血時間延長で、血尿を起こし、術後に尿閉になるリスクもあるため、アセスメントが重要です。

● 安静の保持

　仰臥位を保持できる体型なのか。高齢者では、亀背（きはい）や腰痛・関節の拘縮などがあって仰臥位や四肢の伸展が困難であり、狭いカテーテル台の上で体位を保持できないことがしばしばです。患者の体格や関節可動域を考慮し、安全な肢位を確保しましょう。また、不安定であるがゆえに、転落などがないよう工夫が必要です。

●アレンテスト：橈骨穿刺時の確認

　橈骨動脈のアプローチの場合に、側副血行路があるかを確認する必要があります。もし、尺骨側の血流が乏しければ、検査により腕全体が阻血になってしまうからです。橈骨動脈と尺骨動脈との間に、アーチ状側副血行が十分にあるかを調べるために行います。試験者は被験者のアプローチ側の前腕手首の橈骨動脈と尺骨動脈の両方を強く圧迫します。手に残っている血流を絞り出すように

し、被験者には手が阻血のため白く変性するように、数回、強く握りしめてもらいます。著者の勤務先では、初期の橈骨穿刺で、橈骨も尺骨も造影を行い血管の評価を行います。尺骨動脈の欠損がある場合は、透視ですぐに見つけることができ、そのような場合は、橈骨を使用せず、鼠径穿刺へ切り替えています。

▼橈骨動脈の透視画像

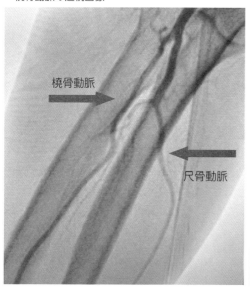

橈骨動脈

尺骨動脈

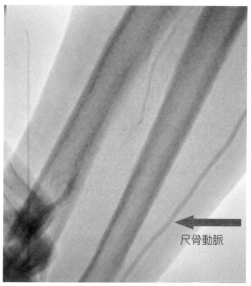

尺骨動脈

安全に検査を受けられるように情報収集することは大切なんですね。

新人ナース

施術前日の看護

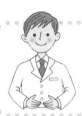 当日に、検査がスムーズに進むよう、同意書などの書類が揃っているか、検査のための食事変更は行われているのか、薬の休薬・変更指示はないか、などの確認を行います。

皮膚の保清

カテーテル穿刺部の感染予防として、前日はシャワーや入浴を促し、穿刺部の皮膚の保清を行います。また、検査や治療の状況によっては、術後に保清が困難になる場合もあるため、入浴や清拭を行いましょう。介助が必要な患者の場合には、ただ保清を行うのではなく、皮膚に異常がないかの観察も併せて行う必要があります。

必要書類の確認

同意書がすべて揃っているかの確認を行います。

カテーテル同意書
麻酔同意書
輸血同意書

また、緊急時の家族連絡先の確認もしておきましょう。家族が病院で待機してくださる場合でも、すぐに連絡がつく電話番号の確認や、キーパーソンとなる方の確認は重要です。貧血は、心不全の増悪因子となります。カテーテル治療中に輸血が必要となることもあるため、同意書の有無を確認しておきましょう。

患者の状態把握

検査前日に、患者が緊張していないか、不安が増強していないか、表情や会話を通してアセスメントしていきます。食事の摂取量や、夜間の睡眠状況、緊張で眠れないようであれば睡眠薬なども検討し、心身のストレス軽減を図ります。

心不全症状のある患者では、カテーテル検査時に、強制的に仰臥位をとられることにより、呼吸状態が容易に悪化します。低心機能・肺うっ血がみられる場合には、注意が必要です。酸素投与の準備や、NPPVのスタンバイなども考えておく必要があります。

カテーテルアプローチ部位の確認

検査や治療の内容によって、血管穿刺の部位は異なります。医師の指示を確認しておきます。そして、指示された部位で動脈の拍動が触知できるかどうか確認しましょう。シャントがあったり、乳がんの術後であったりすると、通常は使用する部位が使用できないこともあります。麻痺や関節拘縮により、上肢や下肢が伸展できないこともあります。当日に、検査がスムーズに行えるように、看護師と医師で患者の情報共有を行いましょう。

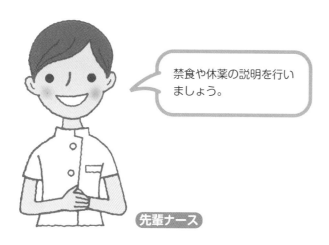

禁食や休薬の説明を行いましょう。

先輩ナース

---

column

果物は意外に危険!?

著者が以前、ICUで働いていたとき、夜間に徐脈の高齢者患者が、緊急搬送されてきました。HR30台、高カリウム血症による徐脈です。本人は胸部症状を訴えており、意識はかろうじてあるものの、ぐったりです。急いで、TPMカテーテルを挿入し、その夜は緊急の透析を行いました。少し状態が落ち着いた患者さんに、先生が何か食べたか尋ねると、スイカを食べたというのです。いったい、どの程度食べたかはわかりませんが、腎機能が低下している患者さんでは、生野菜・生の果物は、てきめんにカリウム上昇を招くのだと実感した夜勤でした。食事指導や退院指導の際には、果物は要注意ですね。

バナナは一番カリウムが多く、1本（120g）約360mgだそうです。

施術当日の看護

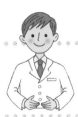

患者さんもご家族もとても緊張しています。スムーズに検査が行えるよう、カテーテル室への入室前の最終確認は重要になります。

患者確認

カテーテル室では、まず患者確認を行います。患者確認は、必ず患者自身に名乗っていただくように徹底します。

穿刺予定部位の確認・準備

穿刺部確認・準備、穿刺部の剃毛は最小限、穿刺直前に行うことが望ましいです。

静脈路確保

静脈ルートをとる場合には、穿刺部位にかかる部位（橈骨・正肘近く）は、避けることが望ましいです。検査終了後に止血用デバイスを装着できず止血が不十分になったり、せっかく挿入した静脈ラインが使用できなくて患者へ再度針を刺す必要が生じたりするからです。

▼静脈路確保

 よい例

 TRバンド装着後、滴下できない例

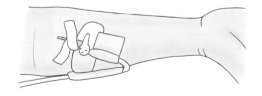

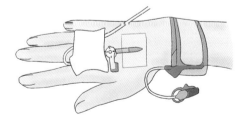

排泄手段の確認

　検査・治療後の安静保持などで、トイレの移動が不可となる場合には、膀胱留置カテーテルの挿入が必要となります。患者に対し、必要性を十分に説明して理解を得ることと、トイレ移動が可能となった場合には速やかに抜去し、その後の排尿状況や尿の性状を確認することが大切です。高齢者では、たった1日の床上安静でも、筋力の低下を招くため、安静制限の解除後は、離床を促すこ

とが必要になります。また、男性患者では、尿道が長いため、挿入時に尿道を傷付け、出血させることのないように注意しましょう。カテーテル検査では、ヘパリンを使用するため、わずかな出血でも、検査中のヘパリンの効果で、大量の出血を招くことが考えられるからです。患者の状態をアセスメントし、場合によっては、尿器で対処することも検討しましょう。

アレルギーの確認、装着物の確認

　入院時の問診と重なりますが、再度、アレルギーの有無、喘息の有無、貴金属類を身に着けていないかを確認します。高齢者などでは、腰背部に湿布などを貼付していることがあるため、患者

の言葉だけではなく、看護師が最終的に患者のボディーチェックを行うことが重要です。また、透析患者の場合は、必ずシャントの確認を行いましょう。

その他

●閉所恐怖症

　意外に多いです。本人も、実際に検査されるまでは自覚していなかったけれど、いざ検査で頭まで覆布に覆われると、恐怖感が増してしまい、覆われるのが怖かった、と話す方もいます。著者の勤務先では主に顎下までのドレーピングで行っています。

●ワゴトニー（迷走神経反射）

　不安感が強いとき、痛みを強く我慢したとき、咳・排尿などを我慢したときなど、迷走神経の過剰な反応で発生すると考えられている症状（突然の血圧低下、脈拍の減少）です。患者は顔面蒼白、冷や汗、嘔吐、意識低下の症状を訴えることがあります。患者への声がけ、輸液速度を上げる、鎮痛薬の投与、硫酸アトロピンの投与なので対処できますが、ショック状態の一種なので、重大なショック原因がないかを確認し、症状が改善してから次の検査に進みます。

●糖尿病患者の血糖コントロール

　検査の都合により、食事をとることができず、低血糖症状が起こることがあります。術前からの患者の情報収集、および検査前・中・後での血糖値の観察が重要です。検査中に、低血糖症状を起こしていないか観察することも必要です。

●患者への声がけ

　薬剤の投与やカテーテルの操作で、胸部症状が出た場合に、患者は不安を感じてしまいます。いまから何をするか、どんな薬を使うか、どんな症状が出るかを事前に声がけしていくことが、安心でスムーズな治療へつながります。患者の理解力も確認することが重要です。治療への協力が可能かをアセスメントします。声がけの際は、ステントを留置しているときは呼吸で胸腔内圧が変化し、ステントが動くリスクがあることを踏まえ、患者へ声をかけるタイミングについて、治療の状況を見ながら判断することが重要です。いまから

大事な治療になる、というときには、きちんと声をかけ、患者からも協力を得る必要があります。また、撮影中むやみに患者へ近付かないことも大切です。医療者自身が被ばくしてしまうリスクも考え、安全に検査が行えるように考える必要があります。

● **ヘパリン投与の確認**

体内へ挿入するカテーテルシースなどの人工材料は、一般的に生体にとって異物であり、血液や生体組織と接触すると、生体防御反応として血液凝固や炎症を引き起こします。そのため、血栓形成の予防にヘパリンを投与します。その際に、活性化凝固時間（ACT*）を定期的に測定し、ヘパリンの至適量をモニタリングする必要があります。

▼ヘパリンの特徴と拮抗薬剤

効果発現時間　5〜10分	半減期　40分
PCI中の目標ACT値　200秒以上 CTO症例では、300秒以上	治療中は30〜60分ごとに医師へ確認し、ACT測定とヘパリンの追加投与を行う。
ヘパリンの拮抗薬　プロタミン	プロタミンの急速投与は血圧低下を招くため、投与時は血圧を観察する。

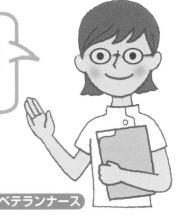

看護師は、検査をスムーズに終わらせるため、医師が行う手技を把握し、先回りして患者への声がけを行い、なぜ動けないのか、それはいつまで我慢が必要なのか、具体的に伝えることが大切です。

ベテランナース

＊**ACT**　Activated Coagulation Timeの略。

術後の看護

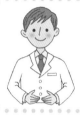

カテーテル検査後には、遅発性の合併症が起こるリスクが潜んでいます。カテーテル検査が無事に終了したかのように見えても、時間経過とともに患者に変化が生じていないか、ベットサイドへ足を運んで確認することが大切です。

施術後の観察ポイント

まずは、検査が無事に終了したことを伝えましょう。そして、どこかつらいところはないか、患者に確認しましょう。

▼カテーテル後に起こりうる合併症

①穿刺部出血
②ステント血栓症やヘパリン起因性血小板減少症（HIT）
③急性心不全
④造影剤腎症
⑤遅発性の造影剤アレルギー
⑥迷走神経反射

●治療後の食事準備

検査・治療のため、食事の時間をずらすことがあります。検査後の患者の状態に合わせ、食事をとれる状態か判断し、食事を提供しましょう。高齢者では、容易に誤嚥を引き起こすことがあるため、日常生活の中で誤嚥性肺炎や窒息などの合併症を引き起こすことがないよう、注意が必要です。また、ベット上で安静の場合には、臥床したままでも摂取できるよう、おにぎりやパンなど、食事形態の工夫を行う配慮が必要です。検査でストレスを受けたあと、食事をとることで、少しでも安心できるような配慮が大切です。

穿刺部の出血・疼痛

橈骨動脈の穿刺部位は、著者の勤務先ではTRバンドで圧迫していますが、皮下で出血し、翌朝に皮下出血で皮膚が暗紫色になっている患者さんも決して少なくはありません。手首を曲げたりせず、そっとしておくよう、カテーテル直後にしっかり説明しておくことが重要です。安静時間が終わっても、患者の動きや、凝固能低下のために、止血が不十分なこともあります。穿刺部位の疼痛・熱感・腫脹・皮膚の変色がないかどうか、検査後も継続して観察しましょう。すでに皮下出血してしまっている場合には、皮下出血の色は2～3週間で必ずきれいに消退するということを説明しておくと、退院後の不安の軽減につながります。

鼠経（そけい）穿刺の場合、術中からの長時間の安静による患者の腰痛や体の痛みに配慮しましょう。高齢者では、痛みや体動の抑制が起因となり、不穏や術後せん妄を引き起こすことがあります。止血のためとはいえ止血ベルトがきつすぎる場合は、逆に痛みの原因や下肢虚血、静脈のうっ滞、皮膚トラブル、スキンテアなどの原因となるため、定期的な観察を行い、身体面はもちろん、精神面でも患者の苦痛を取り除くケアを行うことが大切です。穿刺部の腫張が著明な場合は、血腫と仮性動脈瘤の鑑別のために血管エコー検査を行うことを検討します。もし後者の仮性動脈瘤を形成している場合には、エコー探触子による圧迫止血や、それが困難な場合にはトロンビン止血や外科的止血術が必要となる場合もあります。

ステント血栓症

検査から戻ったら、必ず12誘導心電図をとります。PCIでステントを留置した患者では、軽い胸部違和感が残ったままの場合も多いですが、強い痛みやバイタルサインの異常を伴い心電図にST上昇がある場合、ステント血栓症を疑います。医師への報告や心エコーが必要です。

迷走神経反射

●排尿失神

TRアプローチの患者では、術後に穿刺部の圧迫以外は、行動制限がありません。そのため、検査後にトイレへ行った際、排泄によって血圧低下を起こすことがあります。痛みや血管への刺激に加え、尿意の我慢からそれまで有意であった交感神経の興奮が、排尿により迷走神経反射で副交感神経優位となり、血管拡張が起こり、血圧低下による脳貧血を起こすこともあります。男性は、起立状態で排泄するため特に注意が必要です。

●進行する貧血がみられた場合

翌日の検査などで、Hb値の急な下降がみられた場合は、どこからか出血していないかを疑い、患者の全身の観察を行いましょう。典型的なものは鼠径アプローチの患者さんにおける後腹膜出血です。出血性ショックから死亡に至るケースがあります。

心タンポナーデ

　術中のカテーテル操作による冠動脈損傷が原因で心嚢内に血液が貯留し、心タンポナーデが起こります。たとえカテーテル室で止血処置が済んでいたとしても、病室に帰ってきたあとで徐々に遅発性に心嚢液が増量してくるケースがあります。

このため帰室後に繰り返し心エコーで心嚢液の量の変化をチェックすることを検討します。低血圧や頻脈などのサインに注意を払うことで、早期に心タンポナーデを発見することが可能となります。

患者の立場に立つ

　検査や処置は、私たち看護師にとっては、日々繰り返される業務でしかありませんが、患者にとっては、とても重要な意味を持ちます。カテーテル室の看護や、病棟の看護は多岐にわたり、レベルの高いことを要求されますが、それは専門職として当然のことでしょう。たとえ、検査が無事に終わり、異常がなかったとしても、検査中の不

安や苦痛は、精神的なダメージとして心に残るのです。入院し、検査を受けるという非日常の状態に置かれた患者の、危機的状況を理解し、不安や苦痛の緩和を重視し、患者が心身ともに安心し、日常生活へ戻れるように関わることが何によりも大切です。

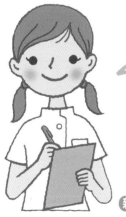

起こりうる合併症を理解しておけば、症状の早期発見や対処ができるんですね。

新人ナース

chapter 5

心臓カテーテル検査の
合併症と対策

血管内治療には、様々なリスクが伴います。

術後に起こりうる合併症を理解し、

早期に発見することが必要です。

リスクを伴う検査ですが、

特に合併症を起こしやすいタイミングを

予測しながら観察することが重要です。

心タンポナーデ

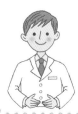

心臓は心膜という薄い袋のようなもので包まれています。この心膜と心臓の間の心膜腔には、少量の心嚢液という水分があります。正常でも、20〜50mLの心嚢液が存在し、心膜の摩擦を防ぐ役割をしています。何らかの原因で、心膜腔に心嚢液が貯留し、心膜内圧が上昇して右心室の拡張障害を起こすことがあります。それに伴い、静脈還流障害、心室（拡張障害による）充満低下によって、心拍出量低下をきたした病態を、**心タンポナーデ**と呼びます。心タンポナーデは、緊急性の高い病態であることを認識する必要があります。

心タンポナーデの症状

血圧低下、脈圧低下、心拍数の上昇がみられます。心電図変化では、若干のST上昇がみられます。自覚症状は、胸痛、胸部圧迫感、進行すれば呼吸困難、ショック状態と様々です。

原因

カテーテル中に発生する心タンポナーデの原因は、PCI中に発生する冠動脈穿孔です。PCI中に使用するガイドワイヤーやバルーンカテーテル、ロータブレータの操作により発生します。ほかにも、アブレーション時の電極カテーテルでの心筋穿孔や、心筋梗塞による心破裂があります。

対処

●心エコー検査

心タンポナーデが疑われた場合には、まずエコーによる確定診断を急ぎます。

●心嚢ドレナージ

心臓周囲（心嚢腔）の血液を除去することで、拡張障害を改善することができます。早期に、穿刺してドレナージすることが重要です。ドレナージのための必要物品の確認を日ごろから行い、カテーテル室内の救急カートに常備しておくと安心です。

●出血部位の確認・止血

多方向の造影で、穿孔部位の確認を行い、コイルやパーフュージョンバルーン、カバードステントを用いたカテーテル手技で止血を行うか、それが困難な場合には外科的治療が必要となります。

冠動脈穿孔・破裂

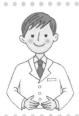

PCIなどのカテーテルで、冠動脈に穴が開いてしまう合併症を**冠動脈穿孔**と呼び、特に大きく破けた場合、冠動脈破裂ともいわれます。頻度は様々ですが、バルーン拡張よりも、ロータブレータなど特殊なデバイスの方がリスクが高くなるといわれます。

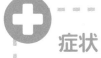

症状

　心タンポナーデを伴う重症の場合には、血圧低下や頻脈、ショックを起こすことがあります。

原因

　カテーテル治療で、ガイドワイヤーが冠動脈の末梢を穿通する場合、バルーンやステント留置による血管壁の過拡張、ロータブレータなどにより血管壁を削り過ぎた場合などに生じるといわれます。

冠動脈穿孔・破裂は、心臓カテーテルの造影で3つに分類されます。

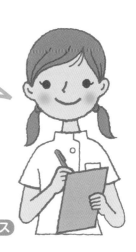

新人ナース

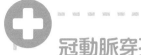

冠動脈穿孔・破裂の種類

　冠動脈穿孔・破裂は、心臓カテーテルの造影で
3つに分類されます（Ellis分類）。

❶Blow out type：穿孔部位から血管外へ出血血流を認め、造影剤の停滞を認める。

❷Oozing type：穿孔部位から血管外へ出血血流を認めるが、造影剤の停滞を認めない。

❸Myocardial blushing type：心筋側へのみ出血を認め、造影剤のわずかな停滞を認めるが、血管外への出血血流を認めない。

▼PCI前の造影写真

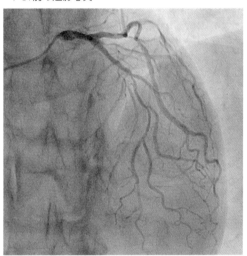

▼心タンポナーデを伴う冠動脈破裂

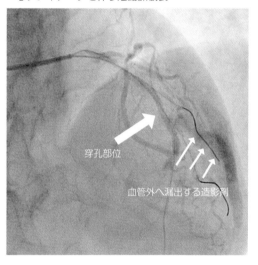

穿孔部位

血管外へ漏出する造影剤

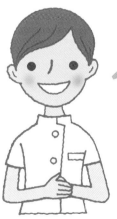

カテーテル中に発生する心タンポナーデの原因は冠動脈穿孔です。

先輩ナース

冠動脈解離／血腫

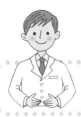

冠動脈を傷付けて血管壁の膜が剥がれることで生じる合併症です。

症状

　解離（dissection）や血腫（hematoma）が進展すると、血管壁の膜が冠動脈内腔を塞ぎ、冠動脈内を流れる血流が途絶え、灌流量が減少するため、ST上昇、胸痛症状が出現します。患者さんが胸部不快感を訴え、血圧の急な下降、ST上昇がみられる場合には要注意です。

原因

　バルーン拡張あるいはワイヤーやカテーテルの操作によって血管の壁を傷付けてしまうことで生じます。冠動脈内に造影剤を注入することでさらに悪化する恐れがあります。

対処

　冠動脈の閉塞に至る恐れのある重度の解離や血腫は、ステントを追加して血管壁に押さえ込んで修復します。良性の解離や血腫であれば、ステントを留置しなくても自然に修復するといわれています（昔のステントのない時代は、カテーテル後に解離や血腫の進展による急性冠閉塞が多かったそうです）。

▼解離を起こした血管

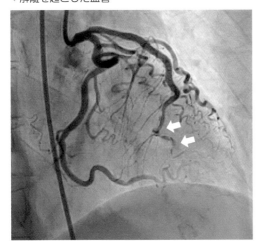

▼ステント留置による修復後

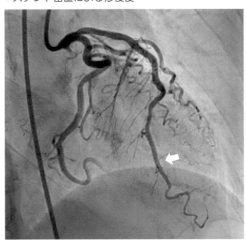

側枝閉塞

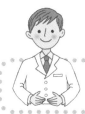

治療血管から分岐する血管の枝が閉塞する合併症です。

症状

ステント留置直後に、通常のPCI以上の胸部症状や心電図のST上昇がみられる場合には、slow flowとともに、側枝閉塞を疑います。一般的に胸痛が起こりますが、側枝の灌流域がごく小さい場合は無症状のこともあります。

原因

枝をまたいでステントを留置したときに起こります。枝の分岐部付近にプラークが存在している場合に、注意が必要です。留置したステントで押しつぶされて、枝側へシフトした結果、側枝の入口部を閉塞してしまいます（例えば、対角枝をまたいで左前下行枝にステントを留置した場合など）。

対処

ガイドワイヤーをステントの隙間から側枝へ通過させ（ワイヤーリクロス）、それに沿わせたバルーンカテーテルによって側枝の入口部を拡張し、血流を再開通させます。血流が不十分な場合には、側枝にさらにステントを留置することもあります。

▼PCI前の造影写真

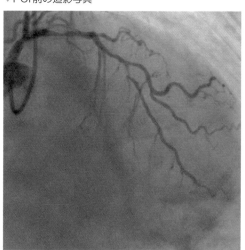

▼側枝閉塞時の造影写真

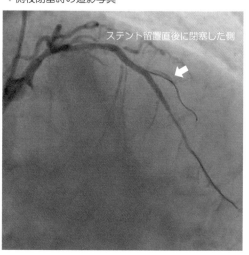

ステント留置直後に閉塞した側

slow flow

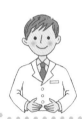
PCI中は、バルーン拡張、ステント留置、ロータブレータなどのあとに、破砕されたプラークや血栓が末梢へ飛散（末梢微小塞栓：distal embolism）して血流障害をきたすslow flowになることがあります。造影すると冠動脈の血流が遅くなっています。胸痛や循環動態の変動が生じるため、すぐにニトロプルシドやニコランジルを投与できるように準備しましょう。

症状

slow flowになると胸痛や心電図のST上昇が起こります。

原因

病変に柔らかいプラークが存在すると起こりやすく、これはIVUSである程度予測が可能とされています。長い病変へのロータブレータでも起こりやすいです。

対処

冠動脈末梢の抵抗血管を拡張する薬（ニトロプルシド、ニコランジル）を投与します。これは末梢血管のはけをよくして血流を改善するためです。血栓吸引カテーテルで吸引し、塞栓物を吸引しようとする試みも行われます。重度のslow flowにおいては、冠血流を増大させるためのIABPを留置して帰室する場合もあります。

血液が心筋へきちんと流れなくなることは、患者にとって怖いことですが、無用に恐れないで医師を信頼しましょう。

患者さん

出血による合併症

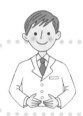

カテーテル後の出血としては、体表面から観察できない後腹膜内への出血があります。ヘモグロビンの下降時や、患者が腹痛を訴えた際は、要注意です。

後腹膜出血

鼠径アプローチで、付近の枝（深腸骨回旋動脈など）へガイドワイヤーが迷入して穿孔し、鼠径靭帯を越える高位の穿刺（大腿骨頭の位置から外れるので圧迫止血が効かない）が行われたことにより、後腹膜側へ出血し貯留します。

●症状

突然の尿意や、腰・背部痛の訴えが主訴。ショック症状が現れます（循環血液量減少性ショック）。カテーテル検査後、遅発性に出現することが多いです。

●診断

帰室後しばらくして血圧低下や頻脈で気付かれ、血液検査では予想外の貧血がみられます。腹部CT、腹部エコー検査で診断します。

●治療

コイリングやカバードステント留置などの止血術が必要となる場合があります。止血が確認され、バイタルサインが安定していれば、経過観察となります。

▼後腹膜出血のCT画像

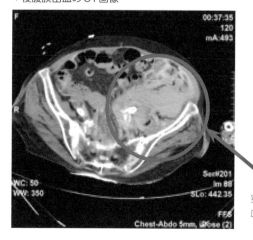

穿刺部側、後腹膜側・骨盤内腔への出血のたまりが確認される

不整脈

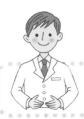

カテーテル検査では、様々な理由により不整脈が誘発されます。

造影による不整脈

造影時は冠動脈に直接、造影剤が注入されるため、冠動脈の血流が減り、虚血症状が起こることがあります。その際に徐脈などの不整脈、血圧低下、心電図変化（ST変化）、胸部症状が出現することがあります。造影剤が注入されると発現し、注入し終わると改善します。一過性の経過であることが多いですが、患者は症状を感じ不安になるため、自覚症状が出た際は、観察を行い、検査・治療によるものだという十分な説明を行うことが大切です。

薬剤による不整脈

治療や検査のために様々な薬剤を使用します。FFRでは、ATPの静注をしたり、冠動脈内へ塩酸パパベリンを入れるため、VTやVFになることがあります。冠攣縮誘発のためにアセチルコリンを入れると、Afになることもあります。

カテーテル操作による不整脈

カテーテル操作により、不整脈が発生することもあります。心室頻拍、心房細動、心停止などの重篤な不整脈が起こる可能性も考え、急変時の対応に備えてDCの準備などをしておかなければなりません。

右冠動脈のPCIでは、刺激伝導系に近いところを治療するため、洞徐脈や房室ブロックのリスクがあります。空咳をすると、交感神経を刺激し、回復することがあります。徐脈が持続するようであれば、一時的体外ペースメーカーを挿入するこ

とがあるため、準備しておきましょう。

カテーテルが小さな枝（円錐枝など）にはまり込んだ状態（ウェッジ）で造影が行われるとVFになることがあり、**VF shot**と呼ばれます。カテーテルが心室内に挿入されるときは、カテーテルの刺激で、心室性の期外収縮が誘発され、タイミングによってはR on T となり、VFへ移行する危険もあります。患者さんに対して何が行われているかを、観察することが大切です。

腎合併症

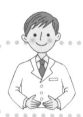

カテーテル後の腎機能障害は、無症候であり、みえにくい合併症の1つです。造影剤腎症の場合、ほとんどが可逆的であるため、予防と対応が大切です。

腎機能障害のある患者

　造影剤は、尿として排泄されます。しかし、腎機能が障害されている患者は、造影剤の影響により、腎臓がダメージを受けてしまうことがあります。腎機能が低下している患者の場合は、術前からデータをチェックしましょう。著者の勤務先では、前日から生理食塩水を点滴して腎臓を保護しています。カテーテル中の造影剤使用量に注意し、術後の採血でCrが上昇していないか確認します。

　人工透析を受けている患者さんの場合には、前回いつ透析をしたか、体重がドライウェイトから何kg増加しているかに注意し、カテーテル中の溢水（いっすい）による肺水腫や、高K血症による不整脈を警戒します。

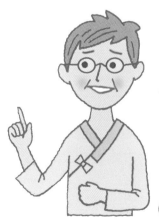

カテーテルのあとに、透析なんてことは避けたいですね。

患者さん

薬剤アレルギー

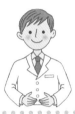

ヮレルギーはもちろん、喘息患者などでも禁忌薬剤があるため、アレルギーの既往だけでなく、持病で喘息を持っていないかどうかも確認しておく必要があります。

また、徐脈ではアトロピンなどの薬剤を使用するため、緑内障や前立腺肥大などがないかも重要です。造影剤に対する薬剤性アレルギーは遅発性のものもあります。検査後に、全身性の薬疹、嘔吐や悪心などが出現していないかどうか、患者の全身状態を観察することが大切です。

造影剤アレルギー

ヨード造影剤の副作用には、急性副作用と遅発性副作用があります。急性副作用では、造影剤注入直後から30分以内に発現します。症状は、くしゃみ、悪心・嘔吐、掻痒感、顔面紅潮などがみられます。重症化するとアナフィラキシーを起こし、急激な血圧低下、呼吸困難、心停止をきたす恐れがあり、注意が必要です。アナフィラキシーショックに有効な薬剤はアドレナリンであり、ただちに静注や筋注で使用しますので、いつでもすぐに使えるよう常備しておく必要があります。

遅発性副作用では、頭痛、悪心、発赤、掻痒感、蕁麻疹（薬疹）などが主症状で、抗アレルギー薬で対処し、経過観察のみでよいことが多いです。ただし、まれに呼吸困難やショックなどの症状が、遅れて出現することもあるため、注意は必要です。

Af（心房細動）

Afでは、心拍出量が通常より20%程度低下します。そのため、血行動態が不安定な患者や、血圧を下げたくない患者は、モニター上、心房期外収縮（PAC）が頻発してきたり、血清K値が低い場合にはAfへ移行することがあるため、早期対処の必要があります。頻脈性のAfでは、患者自身の胸部症状も感じるため、より不安が増強するので、患者に適切な声がけや説明を行うことも大切です。

その他の合併症

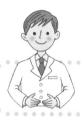

発生頻度としては少ないですが、まれにみられる合併症です。

神経障害

● 正中神経麻痺

上腕動脈で穿刺を行った場合には、注意が必要です。止血中や圧迫解放後に、第1～3指のしびれ、運動障害がみられます。親指と人差し指で輪を作ることができるか否かの確認を行います。

穿刺部位の感染

高齢者や、糖尿病のある患者では、感染に対する抵抗力が減少しているため、シース抜去部のケアは慎重に行う必要があります。鼠径穿刺では、オムツを使用している場合、術後に穿刺部の汚染や、皮膚の蒸れなどが考えられるため、発赤や創部の浸潤はないか観察する必要があります。まずは、皮膚が腫れていないか、赤くなっていないかなどの観察を行います。二次的な合併症としては、止血が不十分で、皮下出血を起こし、その部分の皮膚が脆弱化してしまい、スキンテアを起こす場合もあります。安静介助時だけでなく、患者のADL拡大に伴って、皮膚の状態も継続して観察する必要があります。

末梢血管合併症

カテーテルが血管内を進む際に、血管壁の石灰化病変やプラークをこそげてしまい、それらが下肢の末梢血管に飛ぶこともあります。必ず、末梢血管、特に足背動脈や後脛骨動脈が触知できるか確認を行うと同時に、下肢の皮膚色や、冷感の有無も観察します。術後に、変化がみられないか確認することが重要です。

● Blue toe 症候群

突然、下肢の足趾のチアノーゼや疼痛をきたす疾患といわれます。主に、腹部大動脈・腸骨動脈などからのコレステロール等による微細梗塞によって起きるといわれます。鼠径アプローチの際に、カテーテルが血管壁のコレステロールなどをこそげてしまうことで、下肢末梢側へ微細な異物が飛び、末梢血管に梗塞を起こすのです。心臓の

血管が悪い人は、たいてい、他の血管にも病変を抱えています。足の血管病変では、閉塞性動脈硬化症（ASO）などを合併している場合がみられます。治療後に止血ベルトを巻くときは、足の皮膚色や温感、足背動脈の触知ができているかも見る必要があります。ベルトで圧迫を受けることで、

下肢の虚血がさらに悪化することのないように、注意が必要です。高齢者や糖尿病患者では、末梢神経の感覚が鈍くなっていることがあるため、自覚症状を確認するだけでなく、定期的に観察をすることが重要です。

低血圧

低血圧は、胸痛や心電図のST上昇などとともに、カテーテル中やカテーテル後の合併症のサインであることが多いです。著者の勤務先では、カテーテル中の低血圧の対処として主にネオシネジンを使用していますが、ノルアドレナリンを使用している病院も多いようです。副交感神経反射（いわゆる血管迷走神経反射）で、脈拍の低下とともに血圧の低下が起こることがあり、この場合はアトロピンで対処することが多いです。

また、検査に必要な薬剤で血圧低下を起こすことがあります。造影前に、ミオコールスプレー（あるいはニトロ舌下錠）を使用し、ニトロールを冠動脈へ注入することがあるため、薬剤使用時は必ずバイタルサインの変化に注意します。血圧が低い状態で使用することは危険なため、使用前の血圧も重要です。血圧の低下、頭痛、嘔気が起こることがあります。

血管痛

橈骨動脈アプローチなどでは、血管径も細くスパズムを起こしやすいため、穿刺後もシースの挿入に沿って橈骨部痛や、前腕の血管痛を訴える場合があります。痛み止めはもちろん有効ですが、すべて治療で対処するのではなく、看護ケアで、

温めた温タオルを疼痛部位にのせて、血管を少し温めてあげることで、徐々に痛みが和らぐことがあります。症状をただとるだけでなく、検査の不安や緊張なども、ケアしてあげることが大切です。

治療がうまくいっても、身体的・精神的苦痛は、負の感情として残るでしょう。「もう二度と、あのような検査や治療は受けたくない」というトラウマを残すことなく日常生活へ戻れるようにサポートすることが、私たちの役割なのです。

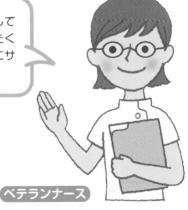

ベテランナース

MEMO

chapter 6

PCIの基礎知識

PTCAとPCIを混同している方もいると思います。

PTCAは1977年に開始された画期的な治療法であり、

バルーンで冠動脈を拡張することから、

経皮的冠動脈形成術（PTCA）と名付けられました。

現在は、バルーン以外の治療法も開発されているため、

それらすべてを総称し、言葉の混乱を避ける意味でも、

経皮的冠動脈インターベンション（PCI） と呼んでいます。

PCIとは

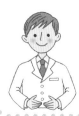

ひと昔前は、PTCAとPCIという用語が混在していました。**PTCA（経皮的冠動脈形成術）** は、狭くなった冠動脈に、拡張用のバルーンを挿入して血管を広げることから、**バルーン療法** とも呼ばれていました。現在は、バルーンを使用した拡張療法以外にも様々な治療法が開発されているため、それらをすべて含めて、**経皮的冠動脈インターベンション**（PCI＊）と呼んでいます。

PCIによる血行再建術の目的

　安定冠動脈疾患に対する冠血行再建の目的は、生命予後の改善、心筋梗塞・不安定狭心症の発症予防、狭心症改善による生活の質（QOL）の向上です。疾患により脅かされた患者の日常生活を、いかにして取り戻すかが、私たち医療者の課題なのです。

PCIの手順

　ガイドワイヤー（GW）を病変の末梢まで通過させます。通過したガイドワイヤーを用いて種々の拡張器具を挿入し、狭窄部の拡張を行います。

＊ PCI　Percutaneous Coronary Interventionの略。

▼GWの挿入

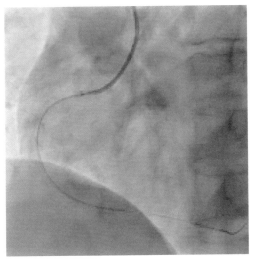

▼バルーン挿入・拡張

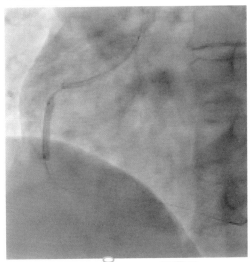

▼拡張後の冠動脈造影

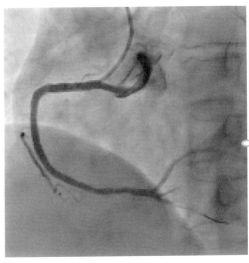

胸部の不快感を訴えることがあるので、患者への声がけや観察が大切

造影の直後に冠動脈が解離していないか、slow flow がないかに注意

・拡張器具には、バルーン、ステント、高速回転アテレクトミー (Rotablator、Diamondback) などがあります。

・バルーンでの拡張後にステントを留置する方法が標準的です。最近では、再狭窄が少ない、薬剤溶出性ステント (DES) を使用するケースが多くみられます。

・アテレクトミーは、冠動脈の動脈硬化巣を切除することで、血管を広げる方法です。

・高速回転アテレクトミーは、石灰化病変に有効で、石灰化によりバルーンやステントの拡張が困難と予想される場合に用いられます。

・病変の評価、デバイスの選択、治療効果の判定には、冠動脈造影だけでなく、血管内超音波 (IVUS) や光干渉断層法 (OCT) が活用されています。

PCIの穿刺部位の選択

・大腿動脈ないしは橈骨動脈です。最近は手背の遠位橈骨動脈（DRA）穿刺も行われます。
・大腿動脈穿刺のメリットは、挿入できるシースの太さなどに制限がないという点ですが、術後の安静が必要となります。

・橈骨動脈穿刺では、挿入できるシースの上限がありますが（6Frまで）、術後の安静がほぼ不要であるというメリットがあります。
・穿刺部位には、それぞれメリット、デメリットがありますが、患者や病変の状態によっても、穿刺部位の選択が異なります。

PCI時のACT

　PCI施行時のACTは、250秒以上が推奨されています。ACTが短縮していると、PCI中にカテーテル内に血栓を生じて冠動脈の閉塞につながる危険もあります。体格の大きな若い男性などではヘパリンが効きにくいことがあります。PCI中のACTは250〜400秒のコントロールが望ましいため、治療中は、定期的にACTの測定を行い、ヘパリンの効果をモニタリングすることが重要です。

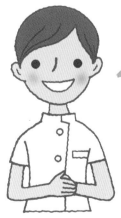

冠血行再建は、生命予後の改善、心筋梗塞・不安定狭心症の発症予防、狭心症改善による生活の質（QOL）の向上が目的となります。

先輩ナース

POBA

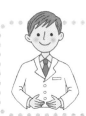

冠動脈内の狭窄部分について、バルーンを膨らませた圧で拡張する方法です。近年は、ステント内再狭窄に対する治療として標準的に行われています。

適応

バルーンだけの治療の適応となる病変は限られます。ステント内再狭窄（ISR＊）の症例や、金属アレルギー、ステントの留置困難な小血管へのPCIに使用されます。

使用されるバルーンの特徴・種類

POBAはステント留置前（前拡張）やステント留置後（後拡張）のタイミングで行われることが多いです。バルーンの商品名は多くのものがありますが、セミコンプライアントバルーンという通過性能の優れたバルーン（拡張圧14気圧程度まで）、およびノンコンプライアントバルーンという高い圧をかけることのできるバルーン（拡張圧20気圧以上まで可能、NCとも呼ばれる）の2種類が多く使われます。

また、ステント再狭窄に対する治療・再発予防として、新たなバルーンが開発されています。

薬剤コーテッドバルーンは、バルーン表面に再狭窄を予防する効果のある薬剤が塗ってあり、バルーンを病変部で拡張することで、バルーンに付いている薬剤が病変部に移行し、再狭窄を予防する効果が得られます。これらを**薬剤コーテッドバルーン**（DCB＊）／**薬剤溶出性バルーン**（DEB＊）と呼びます。バルーンに塗布される薬剤としては、パクリタキセルという抗がん剤が使用されています。

その他、スコアリングバルーンやカッティングバルーンといって、バルーンに刃やワイヤーを装着し、病変部（プラーク部）に切開を入れることで、悪性の解離を避けつつ血管の良好な拡張を得るデバイスもあります。

＊**ISR** In-Stent Restenosisの略。
＊**DCB** Drug-Coated Balloonの略。
＊**DEB** Drug-Elution Balloonの略。

術後の経過

POBAのみでは再狭窄率が高いといわれています。最も再狭窄の頻度が高いのは、LAD病変・糖尿病・高血圧・不安定狭心症の患者です。3か月程度の早期に再狭窄が起こりやすいといわれています。

ステントを留置する場合と違い、血管に生じた解離を血管壁に押さえつけておくことはできないため、まれにカテーテル後に解離が進展して急性冠閉塞を起こすことがあります。そのため、POBA単独ではなく、ステント留置術を併用することが推奨されています。

術後の内服

POBA施行後に、拡張部位が血栓などにより閉塞しないように、アスピリンの内服が必要です。

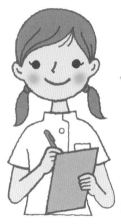

治療が終わっても、内服が必要なことを理解しないといけないんですね。

新人ナース

冠動脈内ステント

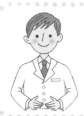

経皮的冠動脈形成術 (PTCA) によるバルーン療法 (POBA) からの発展の過程で、拡張後の再狭窄や、血管壁の解離などを解消する目的で開発されました。今日のPCIでは、冠動脈内に、このステントを挿入することで、冠動脈病変の治療を行う形が主流となっています。

適応

● **狭心症・心筋梗塞**

冠動脈の狭窄が75%を超えるもの、または、FFRで0.80以下の場合は治療対象となります。

使用されるステントの特徴・種類

ステントの形状には、1本の金属ワイヤーをジグザグに巻き付けたコイルステントや、リング状ステント、円筒の金属をレーザーで処理して切り出すチューブステントなどがあります。素材には、ステンレススチールと、コバルト合金、プラチナ合金があり、コバルト合金は、ステンレスよりも薄く、かつ強度も得られるメリットがあります。**ベアメタルステント** (BMS*) とは、薬剤が塗布されていない昔のステントのことです。

一方、現在使われるステントは薬剤が塗布されており、**デス** (DES*) と呼びます。これは、ステントに薬剤をコーティングするための、特殊なポリマー加工を行ったものです。留置後に薬剤が徐々に溶解することで、ステント留置後の再狭窄を抑制する作用があります。ステントに使用される薬剤は、抗がん剤・免疫抑制剤であり、エベロリムス (EES)、シロリムス (SES)、ゾタロリムス (ZES)、バイオリムス (BES)、パクリタキセル (PES) が使われています。

＊ **BMS**　Bare Metal Stentの略。
＊ **DES**　Drug Eluting Stentの略。

術後の経過

　DESは留置後早期から正常な新生内膜の増生が認められ、6か月を過ぎると血管径が安定するといわれ、留置後6か月で確認の検査を行うことが望ましいといわれます。検査には、CAGまたは冠動脈CTがあります。

術後の内服

　現在、ステント留置後の一定期間は、アスピリンとチエノピリジン系抗血小板薬の併用（DAPT＊）が推奨されています。

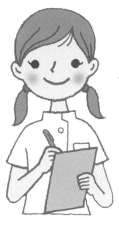

冠動脈の狭窄が75%を超えると治療対象となります。

---

column

血管内膜の重要性

　動脈は、内膜・中膜・外膜の3層で構成されています。内膜は、基底膜状に扁平上皮細胞が並んだ、柵のような構造になっています。これを**内皮細胞**と呼びます。血管内皮細胞は、血管内で血液が凝固しないように、血小板凝固抑制作用を持つ物質を常に放出し、血液凝固を抑制し、線溶反応を起動し、結果として血栓が形成されないように作用するのです。ステントを留置すると、特に1か月以内は金属がむき出しの状態であり、一時的にステント内は内皮がないために、血栓を形成しやすい状態になります。そのため、新生内膜と内皮がステント表面を覆うまでは、抗血小板薬の内服が重要になるのです。

＊DAPT　Dual Antiplatelet Therapyの略。

ロータブレータ

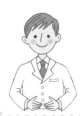

ロータブレータとは、カテーテルの先端において、小さなダイヤモンドの粒を装着した金属(バー)を高速(1分間に14〜19万回転)で回転させて、冠動脈内の固い病変部分を削るデバイス治療です。バーのサイズは1.25〜2.5mmのものがあり、1.25〜1.75mmの小さめのサイズが使われることが多いです。各種のバルーンが通過しない場合や、バルーンでは拡張が困難な場合に使用します。ロータブレータの特徴として、柔らかいものはほとんど削らないため、血管を傷付けにくくなっています。

適応

石灰化病変を切削し、通過困難・拡張困難な病変を克服することができます。

合併症

バルーンとステントのみのPCIに比べ合併症はやや多く、冠動脈穿孔・破裂、血管解離、徐脈などが起こることがあります。徐脈はバーの回転数を下げることで改善することがありますが、一時的ペースメーカーをルーチンで挿入する施設も多いと思います(特に右冠動脈)。切削された組織は、理論上は赤血球よりも小さな5μm以下となりますが、実際には、末梢動脈への微小塞栓によりslow flow、no flowといった合併症を起こし、患者さんが胸痛を訴え、心電図のST上昇をきたしやすいのが現状です。

施設基準

唯一、施設基準(PCI:200例、自施設の外科の開胸術:30例/年)が定められているデバイスでしたが、自施設に心臓血管外科がなくても、連携病院での緊急開胸手術が対応可能であれば実施可という基準へと改定される動きがあるため、ロータブレータの施行機会は全国的に増える可能性があります。

ステント血栓症

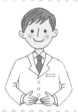

ステント血栓症（ST＊）は、ステントが急性に血栓閉塞をきたし、心筋梗塞に至る重篤な病態です。近年はステントの改良やIVUSの普及に伴いまれになっていますが、通常よりも大きな心筋梗塞になることが多く、30日死亡率は10〜25%と高いです。

分類

 STは発症時期により、次のように分類されています。

▼ステント血栓症

発症時期	名称
ステント留置後1か月以内	亜急性ステント血栓症（SAT＊）
ステント留置後1か月〜1年以内	遅発性ステント血栓症（LST＊）
ステント留置後1年以降	超遅発性ステント血栓症（VLST＊）

原因

ステントの圧着・拡張不良などの手技要因と、抗血小板薬の中断などの患者要因などがあります。

対処

内服指導が重要です。DAPTをしっかり行い、血管新生・内皮によるステントの被覆がなされるまでは、しっかり内服をするように指導しましょう。

＊ ST　　Stent Thrombosisの略。
＊ SAT　Subacute Stent Thrombosis の略。
＊ LST　Late Stent Thrombosis の略。
＊ VLST　Very Late Stent Thrombosis の略。

心筋梗塞

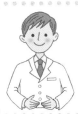 **心筋梗塞**とは、「病理学的に遷延する心筋虚血に起因する心筋細胞の壊死」と定義されています。診断は、12誘導心電図の変化や、生化学マーカーの一過性上昇、心エコー所見、胸部症状などであり、治療は速やかな再灌流療法です。

診断

早期診断・早期治療が重要となります。

▼主な検査と所見

主な検査	所見
問診	胸部症状・放散痛、冷や汗 患者主訴・発症時期の確認 病歴聴取
12誘導心電図	ST上昇／下降　　異常Q波
バイタルサイン	血圧低下、頻脈、SpO$_2$低下
心筋バイオマーカー	心筋トロポニン、ミオグロビン、CK-MB
心エコー	局所壁運動異常 心不全所見（TRPG上昇など） 機械的合併症（左室自由筋破裂・心室中隔穿孔など） 心囊液貯留
胸部X線写真	肺うっ血、肺水腫、胸水

症状

　患者主訴は様々です。前胸部の強い不快感を訴える場合が多いですが、顎や歯の痛みという患者もみられます。また、肩、心窩部痛、背部痛もあり、時に胸部症状がなく、肩や背中、心窩部痛、顎・頸部の痛み、不快感だけという場合もあるため、注意が必要です。緊急カテーテル治療（Primary PCI）では、血栓吸引カテーテルやバルーンを用いて、まず急いで血栓閉塞部位を再開通させますが、そのタイミングで逆に痛みが増強することもあります（再灌流障害）。

分類

　心筋梗塞は、発症した時期からの経過によって次のように分類されます。

▼心筋梗塞の分類

心筋梗塞	発症時期	MI＊
急性心筋梗塞	発症～72時間以内	Acute MI（AMI）
亜急性心筋梗塞	72時間～1か月まで	Recent MI（RMI）
陳旧性心筋梗塞	1か月以降のもの	Old MI（OMI）

危険因子

　危険因子の多くは、生活習慣病であり、高血圧・糖尿病・喫煙・脂質異常・メタボリックシンドロームが挙げられます。若年者では、家族歴の関与が強いことがあります。また、慢性腎臓病（CKD）の患者では、高血圧・糖尿病・脂質異常などと密接な関係があり、心血管病の危険因子となります。タバコは絶対にやめてもらいましょう。

＊ **MI**　Myocardial Infarctionの略。

治療

　急性心筋梗塞の治療のゴールデンタイム（心筋のダメージを少なくすることのできる時間）は6時間以内といわれています。それを過ぎても、12時間以内であれば、再開通することで心筋を救う意義があります。再灌流治療には、血栓溶解療法・PCI・緊急CABGなどがあります。心筋梗塞に伴う機械的合併症として、心室中隔穿孔または、左室自由壁破裂や急性重症僧帽弁閉鎖不全を伴う乳頭筋断裂がみられる際には、修復手術が必要であり、外科的な緊急手術となります。

内服

　プラークの破綻による不安定狭心症からの急性心筋梗塞では、血小板凝集作用が働き、血栓を形成しやすい状態になっています。そのため、PCIを行いステントを留置する際には、ACTをしっかり延長させることが重要です。**ローディング**といって、抗血小板薬の初期負荷投与を、カテーテルへ入室する前に行うことが推奨されています。初期治療として、アスピリン162〜325mgの咀嚼服用と、クロピドグレル300mg（もしくはプラスグレル20mg）を投与、その後無期限のアスピリン（81〜162mg/日経口投与）、クロピドグレル75mg/日での継続の内服が推奨されています。著者の勤務先では、術中にヘパリンを通常のPCIよりも多めに投与し、緊急冠動脈バイパス手術へ移行する危険も考え、ローディングの内服は、カテーテル直後に行っています。

急性心筋梗塞では、ショックや心停止に陥ることも珍しくないため、病院に到着後も、急変するかもしれないと思い、患者の全身状態の観察を行って対応しましょう。特に責任病変が左主幹部（#5）や左前下行枝近位部（#6）の場合は、重症ですので要注意です。

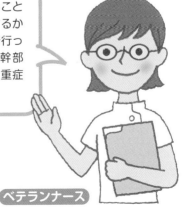

ベテランナース

CTO

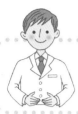

慢性完全閉塞病変（CTO*）は、冠動脈が動脈硬化により3か月以上（慢性）にわたり、完全に閉塞している病態を指します。

症状

　動脈硬化の進行により、ゆっくりと閉鎖していくため、急性心筋梗塞のような激しい胸痛などはなく、一般的な狭心症のような症状や、心不全の発症などで見つかる場合もあります。

治療法

　完全閉塞部にガイドワイヤーを通過させるために通常のPCIよりも長時間を要し、特に長区間の閉塞で石灰化や屈曲を伴っている場合は難航する場合があります。ガイドワイヤーを通過させていく際に**偽腔**といわれる内膜下（subintimal space）に入り込んでしまいやすく、時に血管外に出てしまうこともあります。retrograde approachといって、2本目のガイディングカテーテルを使用し、側副血行路（collateral channel）を経由してガイドワイヤーを閉塞部の遠位側から進め、両方向性にガイドワイヤーの通過を試みることもあります。治療の選択肢は様々であり、カテーテルPCIだけではなく、心臓血管外科による、冠動脈バイパス手術（CABG*）も適応となります。

▼RCA CTO画像（#2より先が造影されていない）

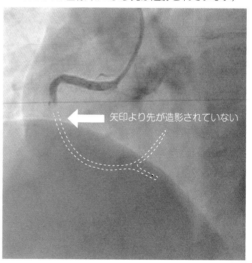

矢印より先が造影されていない

* **CTO** 　Chronic Total Occlusionの略。
* **CABG** 　Coronary Artery Bypass Graftingの略。

止血デバイス

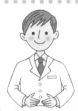 穿刺部位に合わせ、様々な止血デバイスがあります。かつては長時間の用手圧迫止血を行っていた大腿動脈穿刺部の止血を、簡便に行うためのデバイスです。これらのデバイスのメリットは、医療者にとっては用手圧迫時間の短縮、患者にとっては安静時間の短縮です。それぞれの特徴を理解しましょう。

Angio-Seal（テルモ社）

血管内に穿刺し、血管壁の内側からはアンカーという生体吸収性のシステム、皮下組織側からはコラーゲンによって挟み込み、止血するデバイスです。従来は、用手圧迫後、止血ベルトにて8時間以上の安静が強いられていたケースでも、Angio-Sealを使用することで、安静時間の短縮が図れ、術後の患者の苦痛軽減につながっています。アンカーが吸収されるのに60〜90日を要するため、同部位の再穿刺は90日目以降になります。

EXOSEAL（コーディス社）

生体吸収性PGAプラグを血管壁外側に留置することで、穿刺部からの血液の流出経路を塞ぐデバイスです。プラグはおおよそ60〜90日で吸収されます。患者への退院指導時には、1週間は患部に軽い痛みやツッパリ感があると予想されることを伝えます。これは最長で2週間続く可能性があるため、添付文章を確認し、患者へ伝えることが大切です。

Perclose ProGlide（アボットメディカル社）

血管縫合止血デバイスになります。糸は、生体吸収性ではなく異物として残存してしまいますが、48時間後より再穿刺が可能とされています。コラーゲン物質を使用していないため、アレルギーの心配がなく使用できるメリットがあります。

合併症

　用手圧迫ではほとんどみられなかった、動脈閉塞や感染といった合併症が起きるリスクがあるため、術後の末梢循環の観察や、退院時の指導が重要になります。創部に疼痛・熱感・腫脹がみられた際には病院で受診することを、必ず患者へ伝えておかなければなりません。

デコる!?

　循環器の現場では、とにかく英語が多いとスタッフが言います。医師が様々な医療用語を話しますが、「？」となりますよね。患者の状態が悪いときに、「デコった」と医師がいいました。この言葉、皆さんは耳にしたことはありませんか？　これは、心不全により血行動態が破綻した状態の**代償不全**という意味のdecompensation（デコンペンセイション）からきている言葉です。心不全には、急性発症型と、慢性心不全の急性増悪型があり、何らかの増悪因子により代償機構が破綻した状態をいいます。急性肺水腫の状態を呈し、呼吸不全に陥るケースが多くみられ、そのような状態のときに「デコった」と表現します。

頼りになる看護師さん

　カテーテル室の看護師さんがデータ（病歴を含む患者情報、内服や注射などのオーダ情報、基本検査データなど）を把握してよく観察し、自分の頭でしっかりと考えたうえで、指示を仰いだり、提案をしてくれると、私たちPCI施行医は心強く感じますし、よい治療結果にもつながります。一方、もし看護師さんがデータ収集や観察を十分に行わず、考えずに発言した場合は、結果はその逆となってしまいます。私たち医師にとって、この違いは大きなものです。カテーテル室の看護師さんには、こういったよい行動を積み重ねていただけると、私たちや患者さんは幸せです。

札幌心臓血管クリニック　循環器内科　医師　只野雄飛

chapter 7

新しいカテーテル治療・補助循環

カテーテル治療の分野では、新たなデバイスの開発が進み、
従来は心臓血管手術でしか治療できなかった疾患群に対し、
カテーテルを用いた低侵襲治療が行われるようになっています。
こういった治療を総称して
構造的心疾患（SHD）インターベンションと呼びます。

SHD*インターベンション

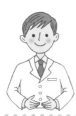近年、わが国は超高齢社会へと変化しています。現在の高齢化率は28.4%であり、4人に1人は65歳以上の高齢者となります。高齢化が進む背景には、医学の進歩、低侵襲治療の開発があります。従来は、外科的手術でしか治せないから、年齢・体力的に手術は無理だと、治療を受けられなかった方も、低侵襲で、手術に近い程度の治療を受けることができるようになったのです。

大動脈弁狭窄症に対する、経皮的大動脈弁留置術（TAVI*）

高齢化が進むと、血管や心臓の弁も、硬化し柔軟性を失います。大動脈弁では、十分に弁が開閉しなくなる大動脈弁狭窄症へ至ります。従来は、手術でしか大動脈弁を取り換えることができませんでした。しかし、TAVIデバイスが開発されたことで、鼠径・鎖骨下動脈からのアプローチや、胸部の小切開による経心尖アプローチにより、カテーテルで新しい人工弁に置換することができ、外科手術と比べても遜色のない成績が報告されるようになりました。

著者の勤務先でも年間91件/年（2019年）の、TAVI手術を行っています。平均年齢は85歳で、多くは経大腿アプローチです。手術の所要時間は平均40分程度であり、局所麻酔で行われます。高齢者にとって、手技だけでなく麻酔などの侵襲も低減することができる手術です。

▼TAVIデバイスの例：コアバルブ弁とサピエン弁のイメージ

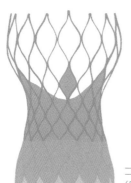

コアバルブ弁
（日本メドトロニック社）

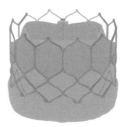

サピエン弁
（エドワーズライフサイエンス社）

＊ **SHD** Structural Heart Diseaseの略。
＊ **TAVI** Transcatheter Aortic Valve Implantationの略。

僧帽弁閉鎖不全症に対する経皮的僧帽弁クリップ術

● **MitraClip**

　外科手術での危険性が高いと診断された患者でも、治療の対象となります。外科手術に比べ安全性が高く、身体的侵襲が少ない、僧帽弁の新しい治療方法です。大腿静脈アプローチで、経食道心エコーガイド下にカテーテル操作を行い、僧帽弁にクリップをかけて逆流を低減します。内服ではコントロールが難しく、手術が危険とされた僧帽弁閉鎖不全の病態に対し、有効なデバイスです。

▼デバイス本体

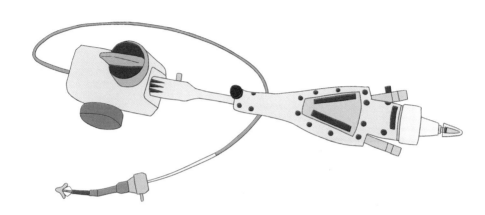

▼クリップ

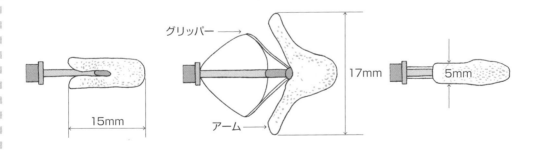

▼MitraClip治療

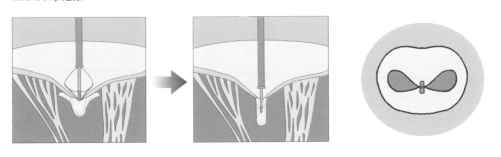

補助循環デバイス

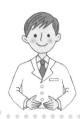

補助循環デバイスとは、様々な原因で心臓のポンプ機能が低下し、循環動態を保てなくなった際に、心臓のポンプ機能を補助、あるいは代行することにより、全身の循環を維持するための機器です。心臓をサポートするだけではなく、脳循環、諸臓器の血流を維持するために重要な役割を果たします。ただし、それぞれに適応・禁忌、合併症などがあります。

✚ IMPELLA：循環補助用ポンプカテーテル

経皮的左心室補助デバイスです。先端に吸入モーターが付いたカテーテルを左心室内へ挿入し、ポンプ機能の低下した左心室の代わりに、左心室内の血液をモーターで吸い上げて、大動脈へ流す役割をします。

IMPELLA 2.5、IMPELLA CP、IMPELLA 5.0と3段階のサイズを展開しています。中間となるIMPELLA CPでは、最大補助流量3.7L/分まで得られるといわれています。

適応　：心原性ショックなど薬物療法抵抗性の急性心不全、心筋炎など
使用注意：右心不全、末梢動脈疾患
禁忌　：大動脈弁機械弁、左室内血栓、重症大動脈閉鎖不全

▼IMPELLAのイメージ

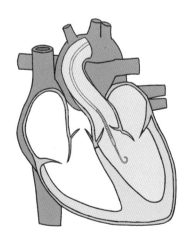 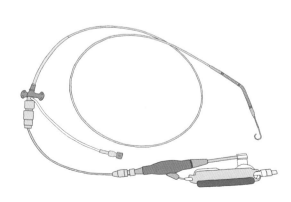

● **実際の状況（著者の勤務先病院のICU）**

　心原性ショックを呈した患者や、心筋梗塞後の
LOSを呈する患者において、IMPELLAだけでは
循環動態を保つことが厳しい場合には、後述の
PCPSを併用するケースもあります。

> 実際の使用場面では、
> V-A ECMOと併用さ
> れる場合が多い

▼実際のIMPELLAの画面

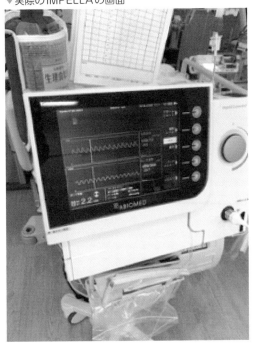
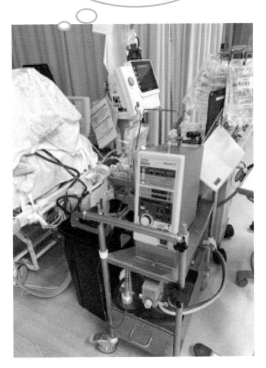

　IMPELLAでは、左心室内へカテーテルを留置
し、先端のモーターにより、左心室から血液を汲
みだして大動脈へ送る、というポンプの働きをし
ます。モーターが動くことで、先端のカテーテル
位置がずれるため、IMPELLA挿入中は適宜、心
エコーでカテーテルの先端を確認します。合併症
としては、出血、血栓形成、大動脈閉鎖不全症が
あります。

> 補助循環デバイスは、心臓のポ
> ンプ機能を補助、代行すること
> により、全身の循環を維持する
> ための機器です。

新人ナース

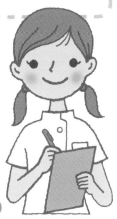

117

PCPS

PCPS（経皮的心肺補助装置）は、鼠径部の動脈と静脈にそれぞれカニューレを留置し、右心房に戻ってきた静脈血をカテーテルで体外へ導き、人工肺により酸素化し、ポンプで腹部の動脈へ送血するシステムです。

PCPSは、他の補助循環システムに比べてカテーテルのサイズが大きいため、挿入時に血管損傷を起こしやすいリスクがあります。

適応	：重症心不全に対する補助循環、術後LOS、急性重症呼吸不全
使用注意	：人工肺の劣化が起こるため、長期使用困難
	逆行性に送血を行うため、大動脈壁の組織や回路内に付着した血栓を送血する可能性がある。カテーテルサイズが大きいため、挿入側の下肢末梢循環を阻害し、阻血となるので、下肢の観察とケアが重要
禁忌	：大動脈解離、凝固異常（DICなど）、末梢動脈疾患

▼実際のV-A ECMOの写真

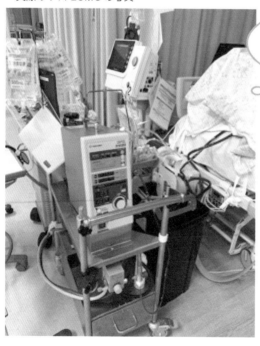

著者の勤務先ではベッドの足下に設置するが、かなりのスペースを要する

● **なぜ、PCPS挿入患者は右手のAラインなのか？**

PCPS挿入中は、鼠径より逆行性に、酸素化された血液が流れてきます。自己の心臓から駆出された血液とPCPSの血液が、混合する場所（mixing zone）があります。右手の血液は、PCPSの送血側から最も遠く、かつ自己心臓から拍出された血液の影響を受けやすいため、自己心臓での酸素化の状態をモニタリングすることができます。仮に、低酸素がみられた場合には、脳虚血や、冠動脈の酸素化不全による狭心症状のリスクが考えられます。

IABP

IABPは、冠動脈病変の虚血コントロールや血行動態の補助に用いられます。心臓を動かす強心薬とは異なり、IABPは冠動脈血流を増加させ、心筋の酸素消費量を減らし、心筋仕事量の軽減、左室後負荷の低減など、特に冠動脈疾患の患者さんにとって有効な補助循環装置です。

適応	：急性心筋梗塞による心原性ショック、急性心不全、PCI後のslow flow
使用注意	：不整脈、大動脈の蛇行が強い症例
禁忌	：大動脈解離、大動脈閉鎖不全症、凝固異常

▼IABP

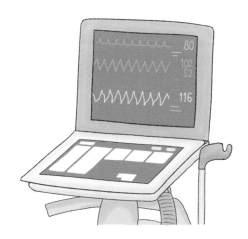

●合併症

下肢の虚血に対しては、必ず各勤務帯で下肢の足背動脈の触知の観察をし、冷感、チアノーゼの出現がないかに注意します。また、長期留置では、バルーンに血栓が形成されて腸管・下肢虚血、腎梗塞などの血栓梗塞を合併するため、採血データの確認、挿入中のACT値の確認が必要です（ACTは150～200秒程度に調整）。また、バルーンの位置が腎動脈にかかることで、機械的合併症として腎虚血が起きます。血尿や、時間尿の減少がみられた際には、注意が必要です。

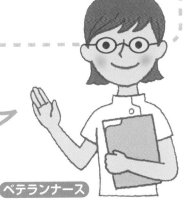

心原性ショックを呈した患者や、心筋梗塞後のLOSを呈する患者には、IMPELLAとともにPCPSを併用するケースもあります。

ベテランナース

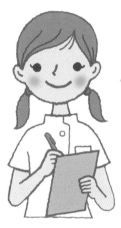

IABPは、心臓にとって非常に
有効な補助循環装置です。

新人ナース

column

Cure（治す）よりもCare（気にかける）

　急性心筋梗塞などで運ばれてきた患者は、治療後に様々な機器が装着され、自分が一体どこにいて、何をされているのかもわかりません。胸痛の苦しさとは別の苦痛を感じています。非日常の世界だからこそ、当たり前の生理的欲求を満足に満たせないストレスがありますよね。治療のウエイトが大きい中で、私たち看護師が、ケアで心身の苦痛をどれだけ緩和できるかが重要になります。たとえ循環器の経験がなくても、看護師として患者のそばで、訴えに耳を傾け、少しでもニードが満たせるような日常ケアを提供することは、どんな治療よりも患者にとって必要だと思います。

参考文献

●今さら聞けないモニター心電図（エキスパートナースMOOK）、三宅良彦編集、照林社、2001年

●心不全の診かた・考えかた、北風政史編集、医学書院、2007年

●今さら聞けない心臓カテーテル 改訂第2版、濱嵜裕司編集、メジカルビュー社、2013年

●図解 循環器用語ハンドブック 第3版、堀正二監修、メディカルレビュー社、2015年

●PCIスタッフマニュアル 第2版、齋藤滋監修、医学書院、2005年

●日本循環器学会 / 日本心不全学会合同ガイドライン 急性・慢性心不全診療ガイドライン（2017年改訂版）

●日本循環器学会ほか合同ガイドライン 2020年改訂版 弁膜症治療のガイドライン

●日本腎臓学会 造影剤腎症の予防法

●ハートナーシング2018年秋季増刊 すごくわかる！心臓カテーテル、阿古潤哉監修、メディカ出版

●循環器疾患ビジュアルブック 第2版、落合滋之監修、学研メディカル秀潤社、2017年

●見てできる臨床ケア図鑑 循環器ビジュアルナーシング、百村伸一監修、学研メディカル秀潤社、2014年
　（p.40 図8-1 成人の血液循環 ほか）

●病気がみえる vol.2 循環器、メディックメディア、2009年

●重症集中ケア 第18巻第5号、日総研、2019年

●ICU 3年目ナースのノート 改訂増強版、道又元裕監修、日総研、2017年

●TAVI・MitraClip・IMPELLAに関しては、各企業の製品案内HPでアニメーション動画を視聴することができます。
・TAVI：https://www.edwards.com/jp/professionals/products/sapien3
・MitraClip：https://www.youtube.com/watch?v=4SuTQ49VmjQ
・IMPELLA：https://www.youtube.com/watch?v=uIQ1Bkosi6g

索引

【著者】

岩崎 純恵 (いわさき　すみえ)

浦川赤十字看護専門学校卒業。浦川赤十字病院 (急性期内科・外科病棟)、北海道大野記念病院 (ICU) を経て、現在、札幌ハートセンター 札幌心臓血管クリニック (手術室) にて勤務。

【編集協力】

株式会社 エディトリアルハウス

【本文キャラクター】

大羽　りゑ

【本文イラスト】

タナカ　ヒデノリ

看護の現場ですぐに役立つ
心臓カテーテル看護の基本

発行日	2020年11月11日	第1版第1刷

著　者　岩崎　純恵

発行者　斉藤　和邦

発行所　株式会社　秀和システム
　　　　〒135-0016
　　　　東京都江東区東陽2-4-2　新宮ビル2F
　　　　Tel 03-6264-3105（販売）Fax 03-6264-3094

印刷所　三松堂印刷株式会社　　　　Printed in Japan

ISBN978-4-7980-5687-6 C3047